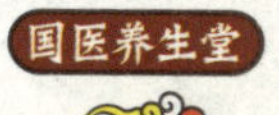

一学就会

从掌纹看健康

杜琳◎编著

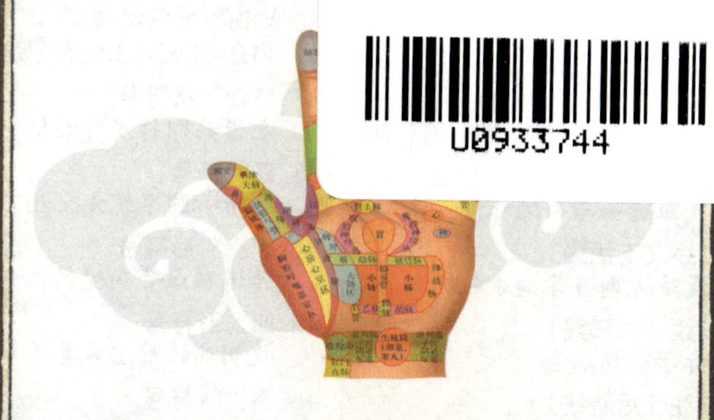

山西出版传媒集团
山西科学技术出版社

目录contents

Part 01 掌纹解码

4 掌纹对健康的实际意义
5 掌纹形成的原因
6 病理掌纹形成的原因
9 掌纹与现代医学的结合
11 掌纹诊病的主要方法

Part 02 14条掌纹线传递疾病信号

14 1线〔感情线〕
“情感”“消化”“呼吸”三合一的告白
15 2线〔智慧线〕
心、脑、神经系统健康的主导者
16 3线〔生命线〕
检验生命的盛衰
18 4线〔健康线〕
预示抵抗力强弱
19 5线〔玉柱线〕
气血通畅与否的标杆
20 6线〔干扰线〕
反映近期身体健康状况
21 7线〔太阳线〕
标示血压动态
22 8线〔远航线〕
提示日常生活不规律
23 9线〔过敏线〕
过敏体质的昭示
24 10线〔土星线〕
反映精神状况
25 11线〔性线〕
透析生殖、泌尿系统
26 12线〔酒线〕
反映肝脏解毒能力的强弱
27 13线〔悉尼线〕
提示肿瘤隐患
28 14线〔通贯线〕
反映遗传倾向

Part 03 16种病理符号的健康警示

30 “十”字状符号
疾病即将开始
32 “井”字状符号
存在慢性疾病
34 “米”字状符号
脏器出现气滞血瘀
36 “田”字状符号
内分泌和泌尿生殖系统发生病变
37 “☆”状符号
急性病即将发作的征兆
38 岛状符号
预示心脑系统发生病变
41 “△”形符号
传递脑血管病变的信息
43 四角形符号
说明病情稳定或曾手术过
45 斜桥状符号
昭示心脏功能异常
45 羽状符号
便秘、心脏功能弱的表现
46 毛刷状符号
心脏功能不好，呼吸系统有病
47 “○”形符号
提示慢性病

48 斑点状符号
提示有肿瘤

48 锁链状符号
呼吸和心脏功能弱

49 绳状符号
体质不佳的表现

50 断裂纹
某种疾病即将发生

Part 04 观掌纹预测你的疾病

52 白血病
53 高血压
54 低血压
55 心肌梗死
56 急性脑血管病
56 脑溢血
57 先天性心脏病
57 心绞痛
58 肺炎球菌性肺炎
59 风湿性心脏病
60 慢性肺源性心脏病
60 肺癌
61 慢性支气管炎
62 支气管哮喘
63 流行性感冒
63 咽炎
64 喉炎
65 肺气肿
66 过敏性鼻炎
66 病毒性肝炎
67 肝硬化
68 胆石症
69 胆囊炎
70 腹泻
70 胃溃疡
71 十二指肠溃疡
72 肠炎
73 慢性浅表性胃炎
73 慢性萎缩性胃炎
74 脂肪肝
75 胃下垂
76 便秘
77 痔疮
77 头痛
79 失眠
79 躁郁症
80 脑神经损伤
81 神经痛
82 癫痫
82 神经官能症
84 甲状腺功能亢进症
84 更年期综合征
85 糖尿病
86 乳腺癌
86 乳腺增生
87 月经不调
87 尿路感染
88 带下病
89 卵巢囊肿
89 泌尿系结石
90 男性性功能障碍

附录1 手掌八卦对应区域／91
附录2 一学就会的面诊疗法／92

特别提示：在使用书中介绍的方法之前，必须到医院进行诊断，并在医生指导下使用。

掌纹解码

掌纹对健康的实际意义

如果你伸出双手，掌心向上，那么你会看到什么呢？那一定会有手纹。一般人掌心里都会有三至四条掌纹，它是我们与生俱来的产物，但是人的左右手的掌纹一样吗？人为什么会有掌纹？掌纹预示着什么？掌纹和人的健康有关吗？本书将对这些问题进行详细讲述。

中医学对掌纹的认识

中医学认为，人体是一个有机整体，全息医学理论认为，手掌的不同部位分别对应着人体的五脏六腑等身体部位，可以反映出身体的变化。例如，肝病患者会有“肝掌”出现，就是肝脏病灶在手掌的反映；反之，可以通过掌纹的异常变化来诊断疾病。手诊全息医学就是在综合掌纹信息的基础上，通过全面比较来破译疾病密码，以达到准确诊断疾病的目的。

现代医家学者对掌纹的认识

手诊作为一种直观、便捷的诊断方式，逐渐受到人们的重视。据冯学敏《人体密码》一书介绍：“掌纹至少可以辨认出132种疾病，可以发现早期癌病，可以精确到把胃炎区分为好几级。”1992年，英国皇家医学杂志也载文介绍：“从手纹上可以

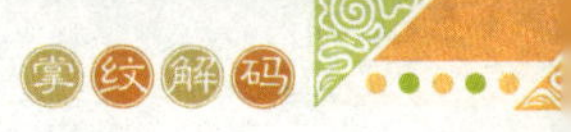

判断生命的长短和疾病，手诊具有 X 光机或 B 超的作用。”医学家们认为“通贯手”与先天愚型疾病有关。

掌纹变化对健康的影响

如果你的手掌上有明显的“肝分线”，提示你有肝损害；过敏纹（9 线）深长，提示你的肝脏免疫功能比较差，而且不能分解酒精的毒素，因而有这类掌纹线者最好不要饮酒；左手上有“悉尼线”者，提示你的家族有肿瘤史；震位有“十”字状纹，提示长期脾胃消化吸收功能差，有慢性胃炎等。

下面让我们通过具体的分析来了解掌纹，一起探索我们手掌心上纹路的奥秘吧。

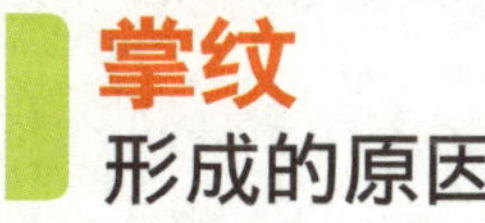

掌纹形成的原因

掌纹始于胚胎发育期

掌纹是在胚胎发育中形成的，研究发现，三个月时胎儿就已经形成了掌纹。可见，掌纹的生成与胚胎的发育有关。

与肌肤纹理有关

人体的皮肤纹理在胚胎第 13 周开始发育，大约在孕 19 周形成。在此期间，皮肤的真皮乳头会向表皮突出，从而形成无数排列较整齐的乳头线（也称脊纹），并在乳头线之间形成许多凹陷的沟，而皮肤的纹理正是由这些脊和沟构成的，同样手部的纹理也是这样产生的，即为指纹和掌纹。

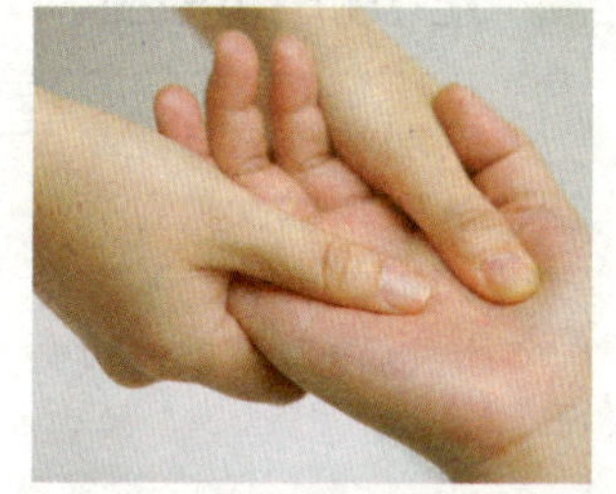

与胎儿姿势有关

胚胎期纹理的形成，还与胎儿在母体内的姿势有关。多数胎儿在子宫内双手呈紧握拳状，这一姿势可以持续到出生后一段时间，手的握姿及所形成的压力使得掌纹的三条主线变得深而长；若是胎儿五指分开成掌状，则会使三条主线变得纹路浅或呈断续状。因此，人的三条主线长短、弧度、纹理的分支形状在血缘关系相近的人手上，都表现出相似性，甚至如出一辙。

出生后也受外界因素影响

人出生以后，掌纹会随着疾病、饮食、环境等的影响而不断发生变化。现代医学研究发现，掌纹的变化与疾病有着密切的内在关系。比如失眠患者掌纹会出现 2 线过长的情况，而这多属于长期神经衰弱所引起的失眠。

细小纹路多是后天因素所致

掌部细小纹的生成与后天的生存环境、手掌的活动量、疾病的发生和发展有着密切的关系。经常握笔的人，多可使感情线和命运线变得深而长；手部活动量大的人，肌肉发达，从而大小鱼际隆起，导致感情线、生命线深而长，脑线则相对短平。

病理掌纹形成的原因

病理掌纹的出现原因比较复杂，不仅具有先天遗传因素，后天的不良生活习惯也会给病理掌纹带来影响。

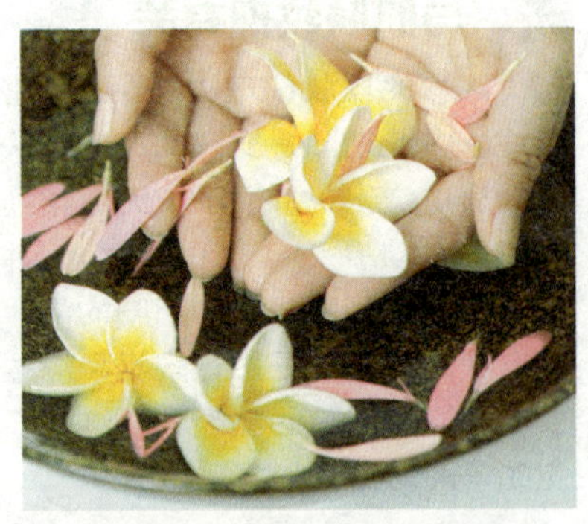

病理纹的遗传因素

研究发现，某些遗传性疾病患者的病理掌纹，可以在直系亲属的人手上同时出现。例如，糖尿病是一种遗传疾病，在糖尿病患者家族中，可以在不同辈分者的手上见到相似的病理纹，而无论是隐性遗传还是显性遗传，掌纹均有一定的隔代遗传现象，在祖孙之间，常可见相似的胆囊炎、肿瘤等病理纹。这种隔代病理纹遗传极具探讨研究价值。同时这些研究结果也表明掌纹的形成和疾病遗传有关。

身体疾病在掌纹上会有所反映

掌纹的生成与疾病的发生和发展有着密切的关系，这是因为人体是一个有机整体，脏腑组织发出的疾病信号会在掌部相应区显示，如真皮下的血管因压力、血流速度发生改变，便会在掌部形成相应的表征，如果相应部位血供不足，则会在掌部形成缺血区；反之，某些部位的血管则会过度充盈。这种缺血和充盈导致局部细胞的血压异常改变，血压的改变，使长时间缺血的细胞形成萎缩、塌陷，表皮形成沟状；而长时间充盈的血管又使局部细胞增生，隆起形成了脊状，这种改变经过数月或数年便会在掌丘处形成红润、丰满、塌陷、黄白及固定的纹线，即病理纹。

脏腑组织的病变可以反映在相应的手部组织上

许多疾病可以使某些病理掌纹出现，而合理治疗后经过一段时间，某些病理掌纹又会消失或变浅。如没有患过心脏病的人，相对应的手区则无异常纹理，而患了心脏病的人，相对应的手区就会出现“米”或“井”状掌纹；某些脏器手术后，相应的手区可出现“×”状纹或“田”状纹，手术后多年，这些纹理会变得紊乱，而形成“米”状纹或“×”状纹被“口”状纹框在其内的纹理。

一般病理纹的出现，要早于疾病症状的出现。例如，手上出现“十”字纹，表示体内有了炎症，如果发展成“井”字纹，有些人会感到不适或疼痛。即便是掌上出现“井”字纹，身体的不适症状仍引不起大多数人的重视，好多人只有症状严重了，影响工作和生活了才会去就医，而这时的掌纹早已形成了“米”字纹。

掌纹能反映神经传导、血液循环状况

手掌是末梢神经的集中区，手上的神经反应可直接传达到大脑，大脑的指令也可以直接迅速地传达到手上。尤其是手掌皮肤的敏感度极高，它对冷热软硬、干湿涩滑的感觉比任何部位都细微，这种丰富的末梢神经活动对掌纹的生成变化有着不可低估的作用。如果微循环畅通，皮肤得到充分的濡养，掌纹就会显示出协调均匀的色泽。如果微循环受阻，局部濡养失调，掌面就会萎缩，局部就会塌陷。当细胞分解和代谢受到影响，手部就会出现局部的隆起和塌陷，掌纹就会生成或消退。

生活不规律对掌纹也有影响

饮食不节、过饱过饥，对掌纹也有一定的影响，因为这种不良的饮食习惯很可能会导致消化系统疾病，从而引起体内脂肪代谢失调，反映到手上的相对区域就会形成隆起或塌陷，产生纹理紊乱；呼吸功能紊乱，可以造成人体内酸碱平衡失调，微循环中二氧化碳过高，多余的脂肪颗粒就会被送到手掌上堆积成丘形掌纹；气血亏损者，可以使掌纹变浅、苍白，多提示患有贫血症、失血症。

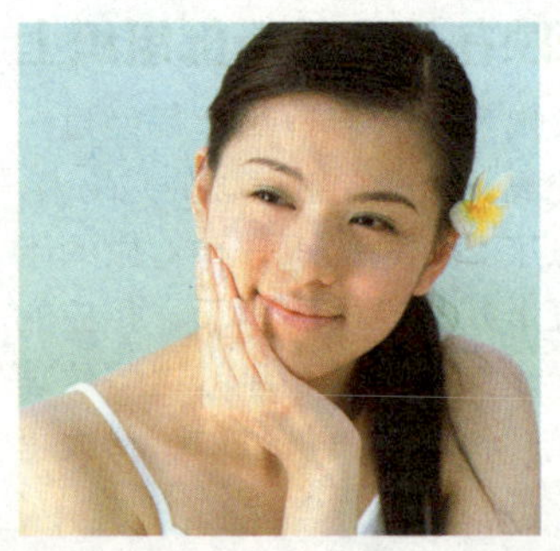

由此可见，掌纹不仅是人体信息交换的记录，它还是疾病过程的反映。

掌纹与现代医学的结合

掌纹与健康密切相关，从掌纹的变化中能预测和诊断胃炎、结石、中风、糖尿病、高血压、冠心病等内科、外科、妇科、儿科、男科的常见疾病。

掌纹对现代医学具有重要的诊断参考意义

在掌纹诊断方面，一是早期诊断，通过观察手掌掌纹与色泽的变化能预测癌症发病的时间及部位，在家族中有癌症患者的人手上，尤其具有重要参考意义；二是早期发现疾病，从而提出合理的预防措施；三是判断是否患有家族遗传疾病，可以通过优生优育来避免不健康的后代出生。

能够帮助治愈疾病

在治疗方面，根据掌纹掌色的异常变化，可以按捏手部相应的穴位来治疗疾病。如根据现代医学的脊髓神经反射理论和中医的经络理论，肝病患者可以揿捏右手拇指的两个关节；耳鸣患者可以揿捏双手无名指的三个关节；糖尿病患者可以揿捏左手拇指的两个关节等。

对疾病预防具有重要意义

在预防方面，根据掌纹掌色的异常变化，能够为患者的日常生活调理提供参考依据，从而可以做到系统调理、预防心脑血管等疾病的发生。如高血压的病理纹，在青年时期就可以出现，如果积极预防完全可以推迟发病的年龄。癌症早期的病理纹，临床价值更高，只要识别准确，越早发现越好。常见的病理纹与身体疾病对应体现为：急性炎症，呈红色；慢性炎症，呈白色；寒证，呈青色；虚证，呈黄色。

总之，掌纹与现代医学的结合，可以为预防、诊断、治疗、日常调理等多方面提供参考，因而受到人们越来越多的关注。

掌纹诊病自古有之

通过掌纹诊病，在中国有悠久的历史。早在商朝时甲骨文中就有利用掌纹辨病的记载。两千多年前的医学名著《黄帝内经》认为人体局部与整体有辩证统一的关系，《黄帝内经·灵枢》有诊鱼际纹路之法及爪甲诊病法；唐代王超《水镜图诀》中介绍了小儿指纹诊病方法。

掌纹诊病的医学原理

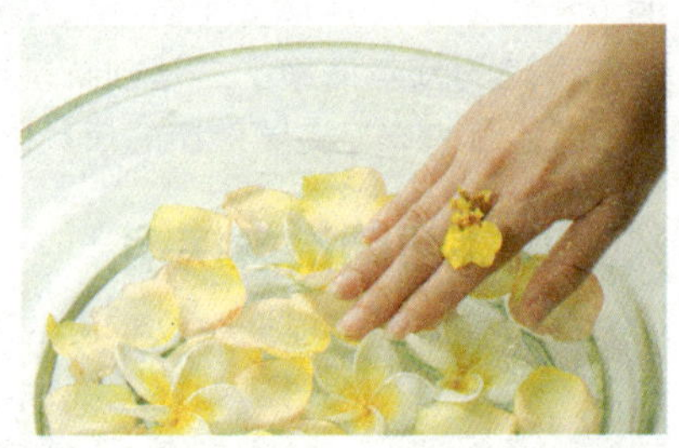

掌纹诊病既有中医的理论根据，又有西医解剖学做验证。中医理论认为人是以五脏为中心，通过经络沟通表里，运行气血的一个有机整体。《黄帝内经》记载："经络者，所以行血气、决生死、处百病、调虚实。"脏腑通过经络系统和体表建立联系，所以脏腑的功能活动和气血盛衰，可以从皮肤反映出来，这也是《黄帝内经》所说的"有诸内，必形诸外"的意思。"掌中热者腑中热，掌中寒者腑中寒"，根据手心的温度诊断疾病也是中医诊疗的重要方法之一。再者，根据西医的解剖学，掌纹属于"皮纹学"的范畴，德国著名哲学家康德指出，"手是人类外在的头脑"。

中国有句古话"十指连心"，这句话是具有一定的科学依据的。现代医学研究发现，手部丰富的神经是直接和脑相连的，当脏腑发生病变时，就会通过自主神经传达到大脑，经过大脑信息转换，然后发出指令，再通过脑脊髓神经把信息情形显示

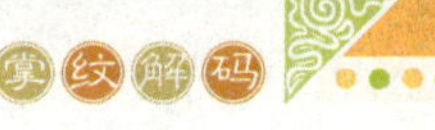

到身体包括双手上。比如中风前可以出现手指麻木的预兆；再比如，脑梗阻后，半身不遂之人两手掌浮肿，呈暗红色，双手掌纹路也很快变浅。

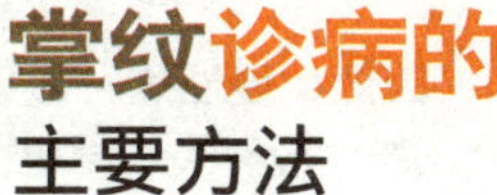

掌纹诊病的主要方法

区分手掌对应人体的区域

中医全息理论认为，手掌如耳朵一样，可以反映人体的器官。人体在手掌上对应位置的分布规律是：大拇指的一侧对应身体的左侧，小指一侧对应身体的右侧，中指方向对应头及身体的上部，手掌根部的方向对应身体的下部以及脏器的下方。例如，以中指为起点，中指根节代表头顶部，头晕、头痛、高血压、低血压、脑血管等均会在这个部位显现异常；手掌与手指连接部位的周围是眼、鼻、牙齿、咽喉等，相当于人体头部两眼至咽喉部位。沿中指再向下，中指平分线附近，是胃、肾以及男女生殖系统。

观察掌纹色泽变化

疾病发生时或疾病发生前会引起掌纹色泽的变化，一般急性病症相应的掌纹 10 ～ 15 天就会改变，慢性病相应的掌纹 3 个月左右也会发生变化。通过这些变化可以预测发病的部位及时间，尤其是早期癌症患者，能够提前采取预防措施。但在诊断急性病时，由于颜色变化较为迅速，而掌纹还未生成，因而应以观察掌色为主。另一方面，在判断慢性病急性发作时，也以观察掌纹色泽为主。比如，手掌红色，代表高血压、高血脂、中风等急性病；手掌、指甲均发白，多为贫血；手掌呈青色，为瘀血症、肝功能障碍；手掌呈黄色，提示有胃及肝胆方面的疾病；手掌呈褐色或枯色，为恶变病信号；手掌色泽光亮似绸缎，则提示有风湿病、关节炎等方面的疾病。

观察掌纹纹理的变化

因为掌纹的变化需要较长的时间，因此，慢性病一般以掌纹为主来诊断。例如，手上胃区出现“十”字纹，表示有胃炎，而发展成“井”字纹，有些人才会感到胃脘部不适或疼痛。

左右手掌纹的对比

民间传说男左女右，即男性看左手的掌纹，女性看右手的掌纹。其实疾病并不是完全按这个规律发生发展的。诊断脾胃病以左手掌纹为主，诊断肝胆病以右手掌纹为主，诊断心脏疾病则要双手互参，诊断呼吸系统疾病一般按照拇指方为左、小指方为右的原则，诊断泌尿系统疾病大多是左右对应的。在观察某些疾病时，左半身的疾病要看右手，右半身的疾病则要看左手。

总之，在掌纹诊病过程中，应该具体问题具体分析。全面考虑掌纹、掌色、部位等因素，如大拇指根部出现苍白区，表示缺血引起的经常性头痛。

掌纹诊病不是万能的，同其他中西医诊断和仪器诊断一样，同样有它的局限性。作为一门古老的诊断方法，需要同其他诊断方法综合应用，才能更好地为临床服务。

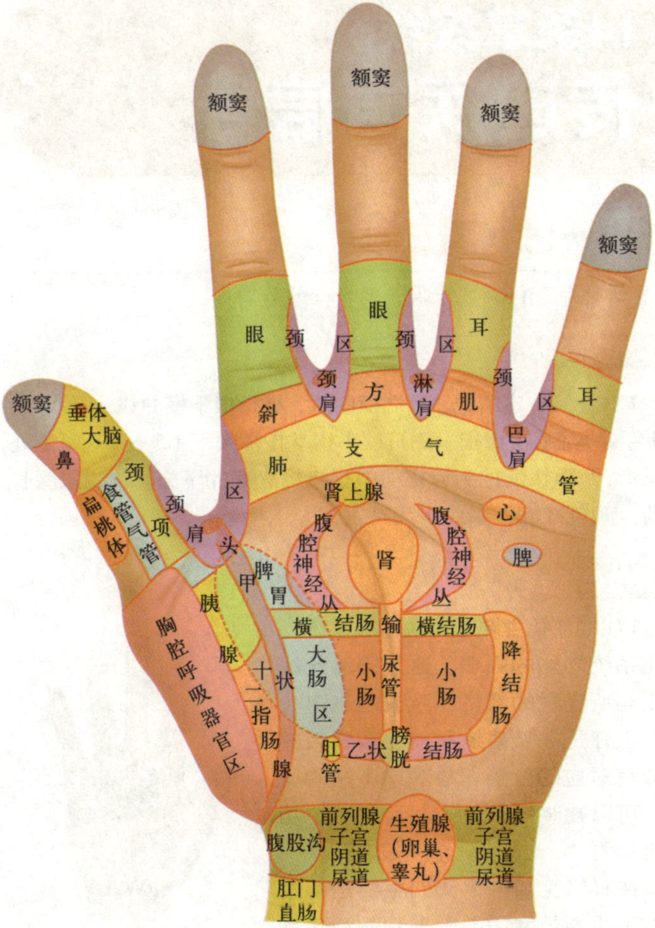
额窦
额窦
额窦
额窦
额窦
眼
眼
颈区
颈区
耳
颈区
耳
颈肩
淋肩
巴肩
斜方肌
肺支气管
垂体
大脑
鼻
颈项
扁桃体
食管气管
颈肩区
头
肾上腺
心
脾
腹腔神经丛
腹腔神经丛
肾
甲状腺
脾胃
胰腺
横结肠
横结肠
输尿管
胸腔呼吸器官区
十二指肠
大肠区
小肠
小肠
降结肠
肛管
乙状结肠
膀胱
前列腺
子宫
阴道
尿道
生殖腺
（卵巢、睾丸）
前列腺
子宫
阴道
尿道
腹股沟
肛门
直肠

⊙手掌与人体脏腑对应图

14条掌纹线 传递疾病信号

1线·〔感情线〕

"情感""消化""呼吸"三合一的告白

掌纹线解析

1线，又称感情线、远端横曲线、小指根下横曲线、天线等，起于手掌尺侧(小拇指一侧)，从小指掌指褶纹下1.5～2.0厘米处，以弧形、抛物状延伸到食指与中指指缝之间的下方。该线以深长、明晰、颜色红润、杂纹少为正常。

掌纹健康解析

1线的变化主要是反映呼吸系统、消化系统功能的强弱。这是因为此线起止与所经过的部位、对应的脏腑分布，正好是呼吸系统和消化系统大部分器官对应的位置，故观察1线的变化，可以知晓呼吸系统、消化系统功能的强弱。

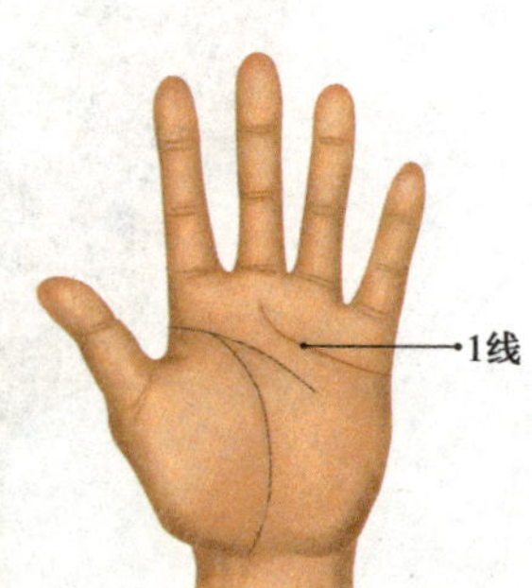

在日常生活中，我们主要是通过观察1线的长度和走向来判断消化系统功能强弱的，如1线过长，延伸到食指下方，或1线长而末端分叉，一直延伸到食指下方或食指与中指间、指缝处，均提示消化系统功能较弱，消化吸收异常。

而对于呼吸系统功能的强弱，则主要是通过观察1线上的杂纹来判断的。如1线上出现链锁状纹，提示先天呼吸功能较薄弱；1线若出现许多横断纹，提示有慢性呼吸系统疾病，多见于老人；1线末端若出现羽毛状纹，提示上呼吸道发生病变，如鼻炎、咽炎等。此外，1线与性激素分泌水平相关，故1线可以反映乳腺等器官病变，如掌心1线、2线之间有横向岛纹，提示有乳腺增生。

1线掌纹可以反映的具体病症如下：

- ⊙慢性支气管炎
- ⊙咽炎
- ⊙泌尿、生殖系统疾病
- ⊙乳腺疾病
- ⊙视力异常变化
- ⊙听神经功能减弱
- ⊙血压异常变化

2线·〔智慧线〕

心、脑、神经系统健康的主导者

掌纹线解析

2线，又称为智慧线、脑线、近端横曲线、小鱼际抛物线、人线，起于手掌桡侧（靠近大拇指一侧），从食指掌指褶纹与拇指掌指褶纹内侧连线约1/2处，以抛物线状延伸至无名指中线。该线以微粗、明晰、不断、颜色红润为正常。

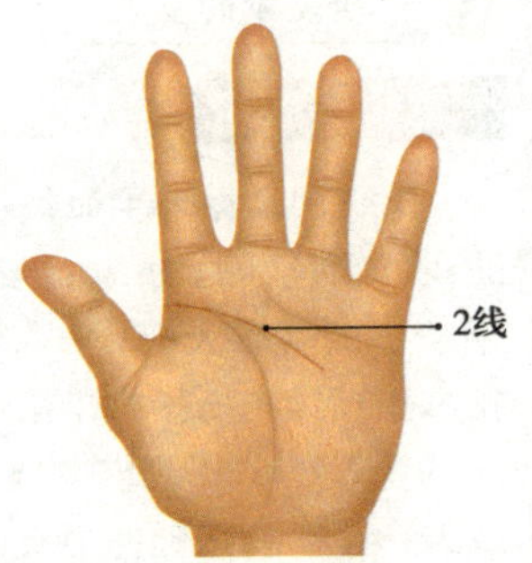

掌纹健康解析

2线主要反映神经、精神及心血管系统方面的健康状况。

生活中凡具备标准型 2 线的人，多身体健康，思维敏捷，充满活力，心情愉快。2 线深长，延伸到小鱼际，这类掌纹的人，平时精神集中，常高度紧张，不容易放松，所以经常性地出现抑郁情绪；2 线平直而短的人，多情绪急躁，好冲动，容易罹患心脑血管疾病；2 线末端分叉，多提示近期休息不好，神经衰弱，可能出现心血管疾病；若掌心 2 线有断裂，易突发心脑血管疾病。

2 线掌纹可以反映的具体病症如下：

- ⊙ 智力发育异常
- ⊙ 脑部损害
- ⊙ 神经、精神类疾病
- ⊙ 头部不适
- ⊙ 心血管疾病
- ⊙ 心理出现异常状况
- ⊙ 胃肠道消化功能疾病

3线 ·〔生命线〕

检验生命的盛衰

掌纹线解析

3 线，又称为生命线、大鱼际曲线、大鱼际抛物线、地线，起于手掌桡侧（靠大拇指一侧），从食指掌指褶纹与拇指掌指褶纹内侧连线约 1/2 处（多数与 2 线相交），以弧形、抛物状延伸至腕横纹，弧度不超过中指中线，该线以微粗、明晰、不断、颜色红润为正常。

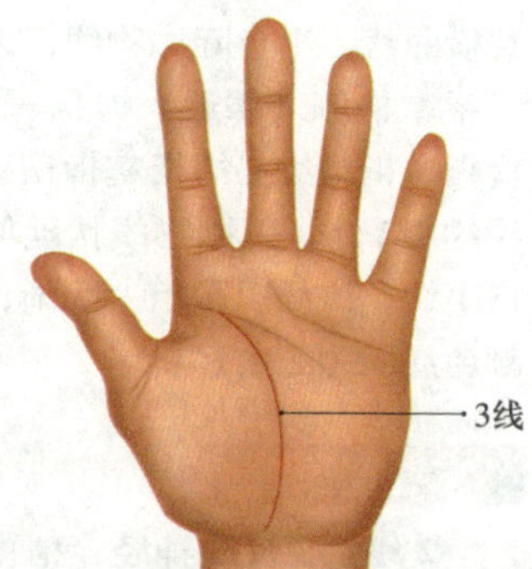

掌纹健康解析

3线主要反映人的体质、精力、能力、健康状况及疾病情况。这是因为此线所行经的部位与人体绝大部分脏器的分布位置相对应，故能反映出人的大体健康状况，生命线因此而得名。

3线若较短，多提示健康状况较差，应及早调养。若把3线从起始到末端分为上、中、下三段，则上段多反映肝胆疾患和消化系统疾病，中段多反映肾脏疾病，下段多反映生殖泌尿系统和心血管疾病。如大鱼际上方的3线上端，若出现岛纹，提示肝功能异常，若出现分叉或平行线，提示消化功能异常；大鱼际中部的3线中段，若出现“米”字纹，提示肾功能异常；3线的下段弧线弯曲度异常，提示血压不稳定，若出现“米”字纹，提示心脏疾病，若出现岛纹或横纹，提示泌尿生殖系统病变。

3线，又称为生命线，故能反映寿命长短，健康状态。

此线深长明朗、不中断、颜色红润，提示会健康、长寿。

此线短而浅显，提示体质较弱，会被疾病纠缠。

此线曲折，提示体力消耗严重。

此线呈梯形小线，提示身体情况恶劣，易罹患重病。

此线若见链状纹，提示天生体弱多病，疾病缠身。

此线末端环绕拇指形成一条弧线，提示老年少病痛。

此线分歧，向手腕方向分支，提示老当益壮。

此线伴见较长平行线，提示抗病能力极强。

3线掌纹可以反映的具体病症如下：

- ⊙生命力减弱
- ⊙肝胆疾病
- ⊙消化系统疾病
- ⊙胰腺疾病
- ⊙肾、泌尿系统疾病
- ⊙生殖系统疾病

此线下部若见蛇形支线，提示体力和精力被长期消耗，易早衰或罹患虚损性疾病。

此线下部若见数条细小支线，提示体能较差，易疲劳。

此线若见数条向上延伸的支线，提示体力充沛、精力旺盛。

此线中部若见隙缝，提示中年可能患大病，且断裂的间隔越大，病情越危重。

此线断裂处，若见接续，提示病重但可痊愈。

4线·〔健康线〕

预示抵抗力强弱

掌纹线解析

4线，又称为健康线，起于大小鱼际交接处（以不接触3线为宜），斜行向小指方向（以不接触1线为宜），长短不一。

掌纹健康解析

4线主要反映体质的强弱和疾病的发生、发展情况。此线为人体健康状况的灯塔，身体健康的人一般很少有4线，只有在身体状况变差时，才会出现4线。

4线大多见于体质较弱的人，或长期劳心思虑的人。疾病越来越重、身体状况越来越差的时候，4线会一直加深，随着疾病的缓解、身体状况的好转，4线会逐渐变浅。

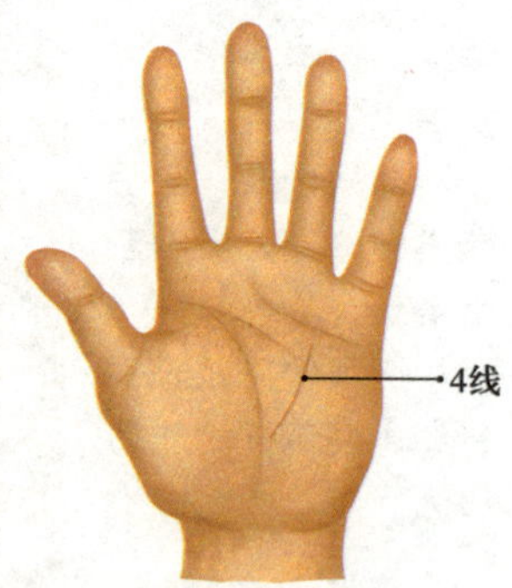

此线下部若见数条细小支线，提示体能较差，易疲劳。

此线若见数条向上延伸的支线，提示体力充沛、精力旺盛。

此线中部若见隙缝，提示中年可能患病，且断裂的间隔越大，病情越危重。

此线断裂处，若见接续，提示病重但可痊愈。

4线掌纹可以反映的具体病症如下：

- ⊙免疫力弱
- ⊙肝胆疾病
- ⊙腰痛
- ⊙消化系统疾病

5线·〔玉柱线〕

气血通畅与否的标杆

掌纹线解析

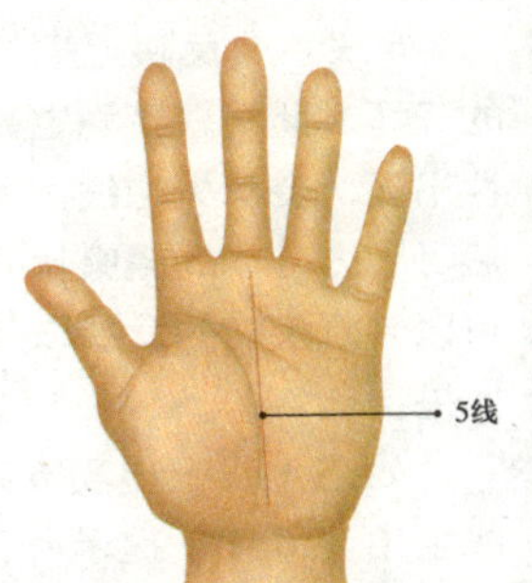

5线，又称为玉柱线，起于大小鱼际之间，向上通过掌心，直达中指下方的线。此线不宜太粗，以细而浅，笔直而上，明晰不断，颜色红润为好。

掌纹健康解析

5线主要反映人的心血管系统、呼吸系统、消化系统的功能状况。

5线深、粗，笔直向上延伸到中指下方，提示长期思虑，损耗正气，常见慢性呼吸系统疾病、心血管系统疾病，以及消化功能减弱。若见5线上段有数条横纹，或羽毛状纹，提示心肺功能不好。若见5线下段有岛纹，多为消化系统实性病症，如食积、腹胀、便秘、痔疮等。

5线掌纹可以反映的具体病症如下：

- ⊙心血管系统疾病
- ⊙呼吸系统疾病
- ⊙消化系统疾病

6线 ·〔干扰线〕

反映近期身体健康状况

掌纹线解析

6线，又称为干扰线、障碍线，是横切各主线或辅线的不正常的掌纹线，位置也不固定。

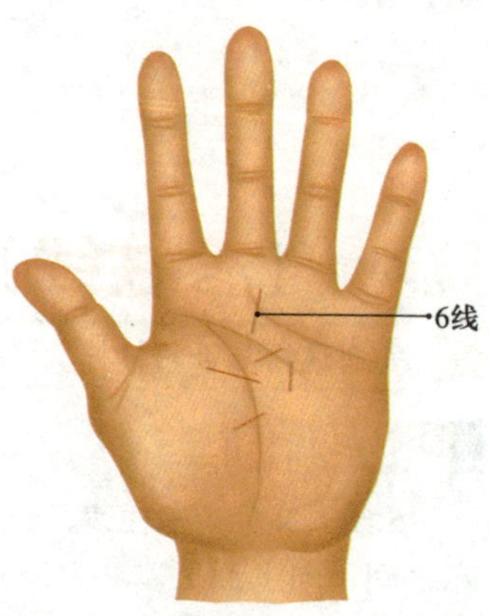

掌纹健康解析

6线主要反映近期身体状况的好坏。此线较不稳定，是暂时性出现、会消失的线，可以判断短时间内身体的健康状况，由此可以判断疾病的发展以及治疗的效果。

如果1线上出现6线，提示呼吸、消化功能异常；如果2线上出现6线，提示心、脑、神经系统发生慢性病变，或情绪失常；若3线上出现6线，提示体力消耗，体质变差，抵抗力变弱；若5线上出现6线，提示心、肺、消化功能异常；若掌心出现深长而粗的6线，并横断1、2、3线，或满掌遍布6线，提示长期劳累，身体处于严重的亚健康状态，身体状况极差。

6线掌纹可以反映的具体病症如下：

- ⊙过度疲劳
- ⊙慢性虚损性疾病
- ⊙最近罹患的疾病

7线·〔太阳线〕

标示血压动态

掌纹线解析

7 线，又称为太阳线，是一条位于无名指下的竖线，是 5 线的副线。

掌纹健康解析

7 线主要反映血压的高低异常。

临床大量病例统计显示，7 线形成，但未切过 1 线，多提示低血压，若切过 2 线，多提示高血压。另外，7 线与其他掌纹互参，可以反映心血管系统的功能状态。

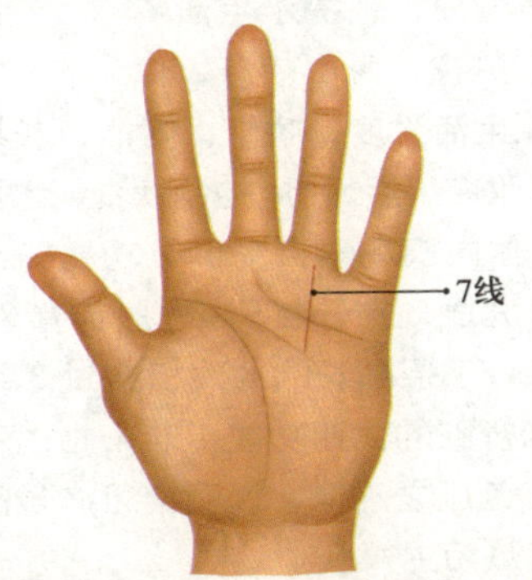

7 线掌纹可以反映的具体病症如下：

⊙ 血压异常

⊙ 高血脂

⊙ 心肌缺血

8线·〔远航线〕

提示日常生活不规律

掌纹线解析

8线，又称放纵线、远航线，位于小鱼际，腕横纹1～2厘米处，是一条短横线。

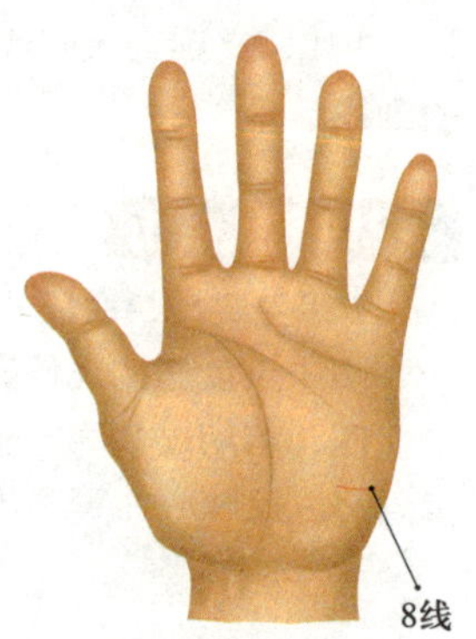

掌纹健康解析

这条线又称放纵线，多提示生活不规律；若8线横穿3线，说明不规律的生活使体力过度消耗，引起性功能下降；若8线弯曲，也提示生活不规律，包括长期熬夜，身心疲惫，体力过度消耗或性生活过度，嗜烟、嗜酒，长期服用安眠药、麻醉品等。应注意改变生活习惯，控制饮食，适当运动及控制体重。

8线还是人体内胰岛素自动调节功能异常的先兆。在有糖尿病患病史的家庭里，孩子生下来一般都有8线。有3条8线，提示患有糖尿病；1条深长的8线横穿过3线肾区，提示糖尿病已直接影响到肾脏的代谢功能；若十指端的颜色红于掌色，无名指下的鲜红色压之不退，说明糖尿病是阴虚燥热型，治疗当以滋阴润燥清热为主。

8线掌纹可以反映的具体病症如下：

- ⊙ 生活不规律
- ⊙ 糖代谢功能异常
- ⊙ 性功能下降

9线·〔过敏线〕

过敏体质的昭示

掌纹线解析

9 线，又称为金星线，为感情线的姊妹线，起于食指与中指指缝间，以弧形延伸到无名指与小指指缝间。9 线如有间断叫作性爱线，手掌柔软的人容易出现这种线。

掌纹健康解析

有这条线的人多为过敏体质。如果长时间在电脑前工作，2 ~ 3 天这个线就会出现。当接触辐射频繁时，就会发现这条线变深。

在不育不孕的夫妻双方手上有这条线时，需要检查精液或卵子是否因抗体产生而引起不孕症。

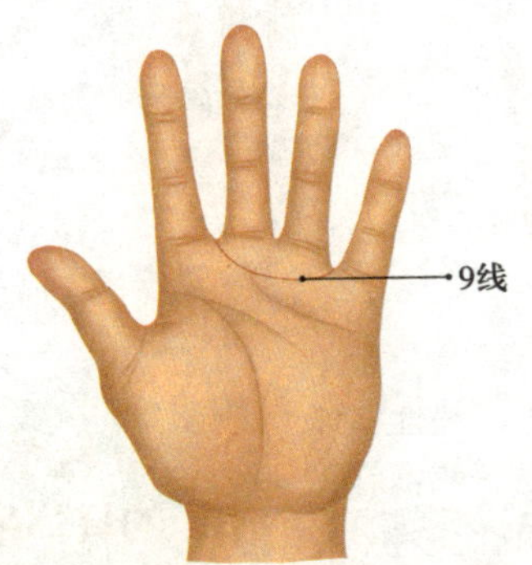

9 线掌纹可以反映的具体病症如下：

⊙ 过敏

⊙ 不孕症

⊙ 身体抵抗力差

10线·〔土星线〕

反映精神状况

掌纹线解析

10线，又名土星线，在中指掌指褶纹下，为一弧形半月圆。

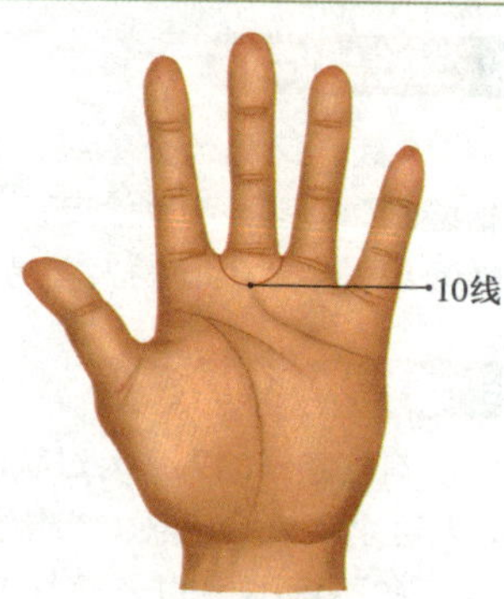

掌纹健康解析

此线和视力密切相关，是近视眼的特征性表现。如果土星线上有"米"字纹、免疫线上有岛纹，预示患有严重的眼病（如图A）。

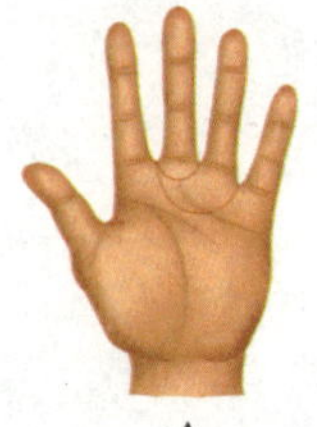
A

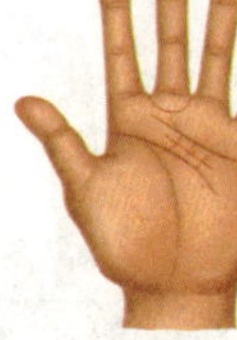
B

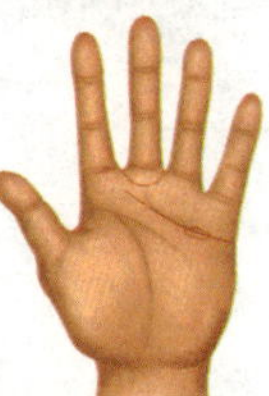
C

有这条线的人一般性格孤僻、情绪抑郁，易肝气不舒，容易患肝病，且心胸比较狭窄、容易嫉妒（如图B）。

土星线与金星（过敏线）同时存在，预示男性存在早泄现象（如图C）。

10线掌纹可以反映的具体病症如下：

- ⊙ 视力异常
- ⊙ 肝脏疾病
- ⊙ 性功能障碍
- ⊙ 抑郁症
- ⊙ 自闭症

11线·〔性线〕

透析生殖、泌尿系统

掌纹线解析

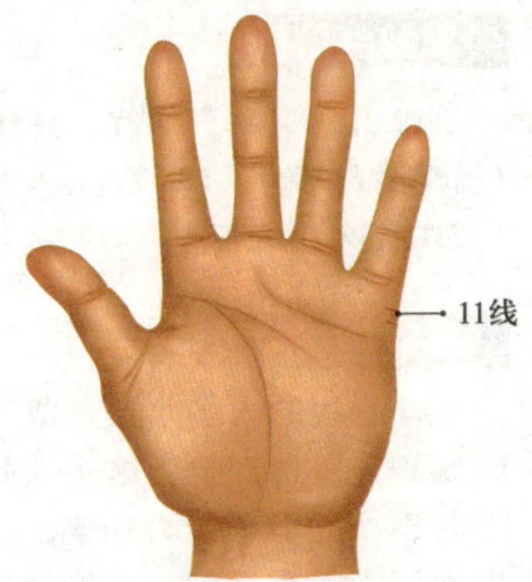

11线，又称为性线，位于小指掌指褶纹与1线中间（出现通贯掌时，11线就在小指掌指褶纹与14线之间），其长度接近小指中线的1/2处。此线以深平练直，明晰，颜色浅红为正常，健康的人多拥有两三条11线。

掌纹健康解析

11线能反映男女的生殖系统健康状况，没有或只有一条11线，表示生殖能力下降。

11线没有达到小指中线或只有一条达到，提示女性多为不孕症、月经失调、子宫发育不良，男性多为少精症、无精症、阳痿症等。

11线延伸至无名指下方，但不超过无名指中线，提示可能患有肾炎或前列腺炎。

要长出健康的11线，应多补充维生素A、B族维生素、精氨酸和锌，在饮食中应多吃燕麦、鸡蛋、银杏等，少吃辛辣刺激性食物。

11线掌纹可以反映的具体病症如下：

⊙不孕不育

⊙泌尿生殖系统异常

12线 ·〔酒线〕

反映肝脏解毒能力的强弱

掌纹线解析

12 线，又称肝病线、酒线，起于小指掌指褶纹与 1 线中间（出现通贯掌时，12 线就在小指掌指褶纹与 14 线中间），斜行到 1 线的无名指的下方，有些人可与小指下横曲线相连。

掌纹健康解析

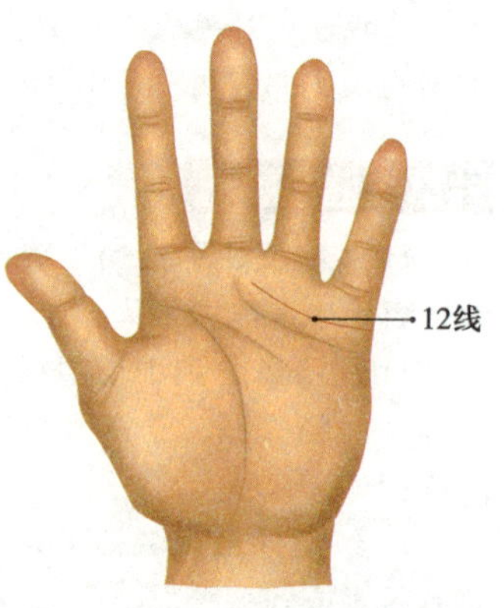

有此线的人多嗜酒，或不能饮酒，一饮即醉。这些人肝脏对酒精的解毒能力较差，易患酒精中毒型肝硬化。接触过某些毒品，或患过肝炎的人，也可留下这条线。提示中毒加重肝脏负担，造成不同程度的肝损害。12 线深长，提示肝脏免疫功能下降，只有肝硬化患者和肝病重症者才有此线。

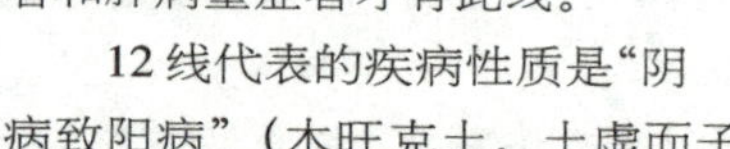

12 线代表的疾病性质是“阴病致阳病”（木旺克土，土虚而子耗母气）。12 线和肝的功能密切相关，肝脏的功能异常可以导致情志障碍，也是“由静致动”

12 线掌纹可以反映的具体病症如下：

- ⊙ 肝脏疾病
- ⊙ 情志障碍
- ⊙ 酒精中毒

的过程，就像从忧郁症转为狂躁症一样。用药的时候需侧重养阴清热。

出现这条线者在日常生活中应远离吸烟、喝酒，少接触放射性元素和影响肝脏的化学元素，增加维生素 A、维生素 K、维生素 E、维生素 C 和铁、锌的摄入量。

13线 · 〔悉尼线〕

提示肿瘤隐患

掌纹线解析

13 线，又称悉尼线，是 2 线的变异，一直延伸到手掌尺侧。它是研究者于 1970 年前后，在澳大利亚的悉尼发现的一种特异的掌屈纹，并因此得名。

掌纹健康解析

先天生成的 13 线：出生时若手掌上就有此线，就不再出现 2 线，提示有肿瘤家族遗传的倾向。

在原有 2 线基础上生成 13 线：在原有 2 线基础上又长出深度浅于 1 线、2 线、3 线的 13 线。13 线形成后，2 线的意义消失，提示体内的某种疾病有向肿瘤转化的倾向。

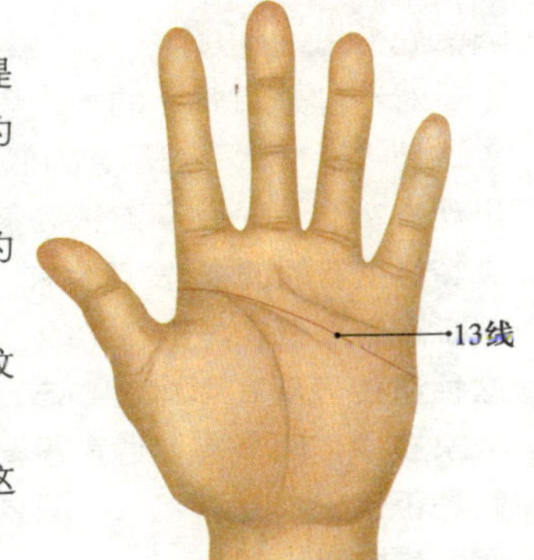

从小鱼际侧长出与 2 线相连的 13 线：从小鱼际侧长出一条 6 线，平直地向 2 线延伸，中间常有岛纹相接。在它没有与 2 线相接之前，不能称为 13 线，一旦连接后，这种 13 线的临床意义最大。

如果13线长在左手，提示有先天性遗传疾病；如果两只手都有反而没事；左手出现13线属肿瘤的高危人群。

13线掌纹可以反映的具体病症如下：

- ⊙ 患有家族遗传病
- ⊙ 发育迟缓
- ⊙ 肿瘤

14线·〔通贯线〕

反映遗传倾向

掌纹线解析

14线，又称通贯掌、猿猴纹，与2线起点相同的一条深、粗的横线直达手掌尺侧（多数人起点与3线相交，少数人起点与3线分离），1线消失，3线存在。

掌纹健康解析

对于“通贯掌”的人，争论最大的是智愚问题。有一种观点认为“通贯掌”表示智力低下，理由是在土著人中“通贯掌”出现率高。另一种观点认为通贯掌是智的代表，通过对总统或者高级主管的调查,发现也有“通贯掌”出现。若仅以“通贯掌”判断智商高低，是不科学的。“通贯掌”所表达的信息是遗传，这种遗传表现在形体、心态、好恶，甚至疾病、寿命上。在一个家族中，两个有“通贯掌”的人有着极其相似之处，不管他们是否认识，是否隔代，只要有血缘关系，他们就会在某个方面极其相似。

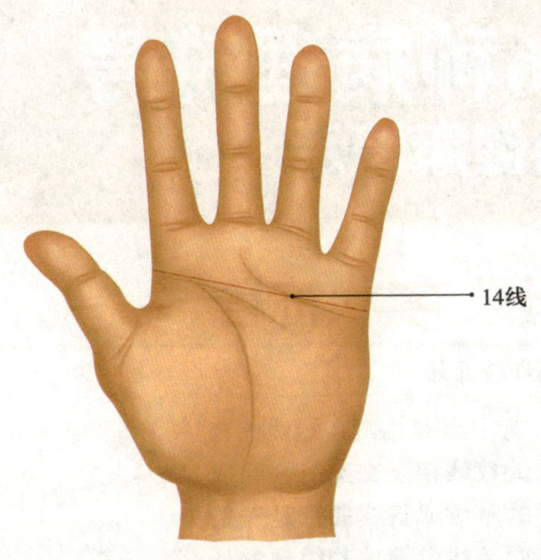

14 线掌纹可以反映的具体病症如下：

⊙ 头痛

⊙ 遗传性疾病

16种病理符号的健康警示

"十"字状符号

疾病即将开始

"十"字状纹是由两条短线或者一长一短的纹线相互交叉组合而成的。正常的掌纹或直或曲都是一条线，那么两条线最简单的组合就是交叉形成的，所以"十"字状纹一般代表疾病即将开始，也就是最轻的疾病状态。

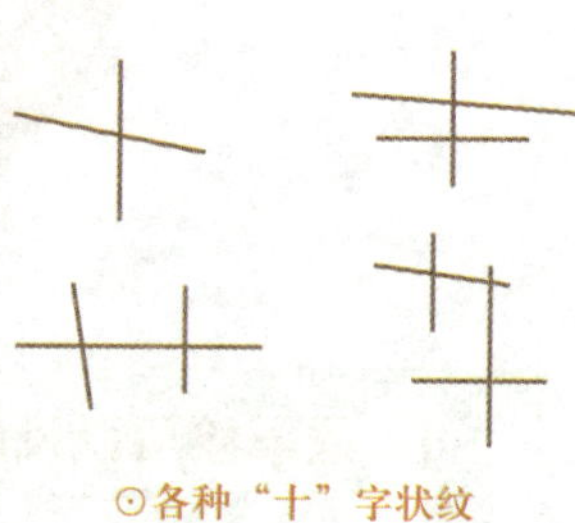

⊙各种"十"字状纹

首先来从"十"字状纹的形状来看，正"十"字状纹比斜"十"字状纹所表示的病理更加强烈。

从部位上来看，"十"字状纹在1、2、3线，巽位、离位、震位的上面出现，病理比其他部位所表现的强烈。

从色泽上来看，浮而浅的"十"字状纹表示新发生的病症，色红的表示急性的病症；深而色暗的"十"字状纹表示慢性病症。

所以，总体上来说，"十"字状纹预示病情较轻，病程短，疾病预后较好，也就是容易恢复健康。

下面举几个例子来说明"十"字状纹的病理意义。

"十"字状纹出现在巽位

巽位是胆囊的反射区，所以"十"字状纹出现在这个部位，

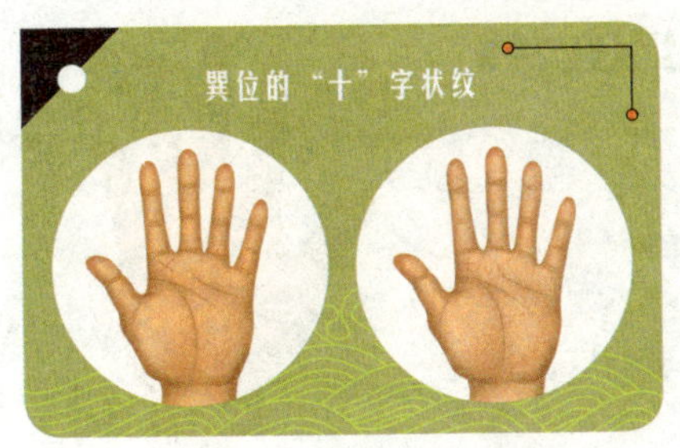

表示是胆囊炎的初期。一旦在巽位出现“十”字状纹，就应该有所防范，不管是不是出现了胆囊炎的症状，都要注意调整饮食习惯，少吃油腻食物，少喝酒，多吃蔬菜、水果。

“十”字状纹出现在坤位

坤位是泌尿、生殖系统，比如膀胱、输尿管、子宫、输卵管的反射区。所以“十”字状纹出现在这个部位，表示有泌尿系统或生殖系统的疾病，比如膀胱炎、尿路感染、前列腺炎、附件炎等。

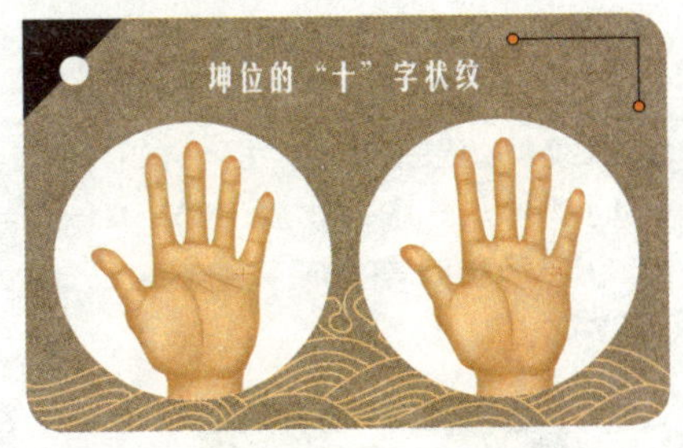

“十”字状纹出现在1线尾部或中指的下方

1线的尾部是咽喉的反射区，所以“十”字状纹出现在这个部位表示有鼻炎、咽喉炎。中指下方如果出现多而杂的“十”字状纹，表示有呼吸道炎症，如支气管炎、肺炎（见下图A、B、C）。

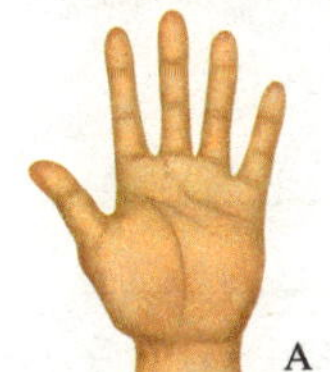
A

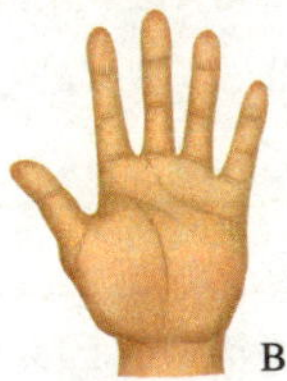
B

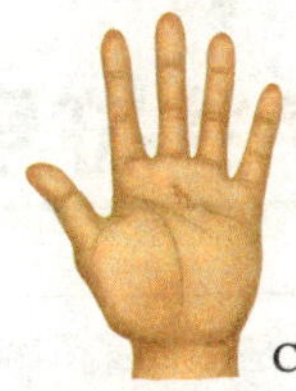
C

A、B：中指下部“十”字状纹。

C：1线尾部多而杂的“十”字状纹。

“十”字状纹出现在2线

如果是单个的“十”字状纹，表示有功能性病变引起的心律不齐、心神经官能症等；如果是多而杂的“十”字状纹，表示有慢性胃炎。当然，具体分析确定还要结合心脏和胃的反射区的变化来决定。

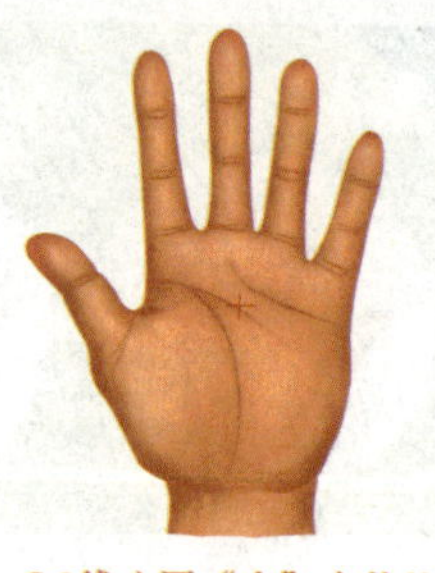

⊙2线心区“十”字状纹

“十”字状纹出现在3线

如果3线肾区出现“十”字状纹，表示有肾炎、肾积水或者肾结石导致的炎症。

比肾区低的位置是附件的反射区，所以在这个位置出现“十”字状纹，如果是女性，提示有附件炎；男性则提示有前列腺炎。同时表示肾气虚，体质下降。“十”字状纹出现在3线尾端，提示患者幼年时期有呼吸道感染，比如肺炎、支气管炎；或者幼年多病。

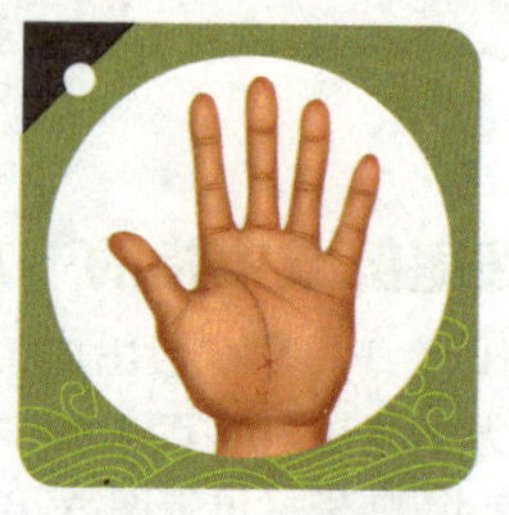

⊙肾区的“十”字状纹

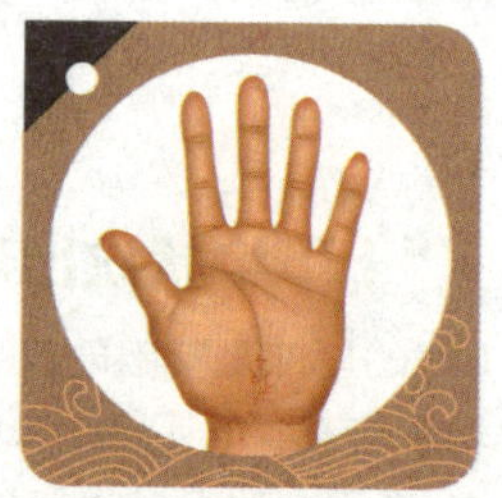

⊙附件区多而杂的“十”字状纹

“井”字状符号

存在慢性疾病

“井”字状纹就是由四条短褶纹构成，因为形如“井”字而得名。实际上它是由几个“十”字状纹组合而成。所以它的意义，类似于“十”字状纹，只不过比“十”字状纹所代表的病症时间更长。

出现“井”字状纹与慢性病症有关，它表明病症时间长，变化缓慢。另外，出现“井”字状纹脏器仍然处于功能性阶段，没有发生器质性变化。这对判断是否是癌症前期非常重要。

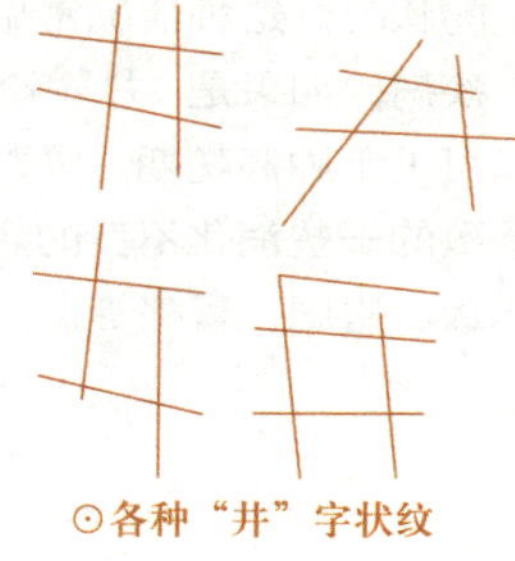

⊙各种“井”字状纹

“井”字状纹出现在巽位

巽位是胆囊的反射区，在巽位出现的任何纹理都和胆囊、胆管、肝内胆管的器质性病变有关。由于解剖位置的不同，纹理在巽位的位置也就有差别，肝内胆管的反射区在靠近食指边缘的部位，胆囊的反射区在食指下的部位，胆总管的反射区在靠近食指和中指褶纹的部位。

对于胆囊病症而言，观察右手比左手更加准确。“井”字状纹出现在巽位，表示胆囊或者胆管的慢性病症，如胆壁增厚，但没有结石。

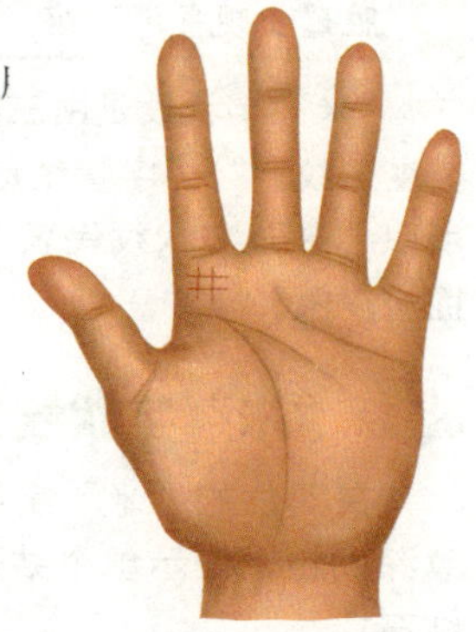

⊙巽位的“井”字状纹

“井”字状纹出现在艮位

艮位代表脾土，中医认为脾将水谷精微物质运送至全身，然后各个脏腑才能发挥正常的生理功能。如果艮位出现“井”字状纹，表示脾的运化水谷的功能减退，相应的各个脏腑和机体得不到水谷精微，也就是缺乏营养物质，出现的是营养不良的状况。这种情况常见于慢性消耗性的疾病。如果是“井”字状纹在巽位密布，可见于肿瘤晚期、吸毒、艾滋病等所导致的一些消化不良的病症，比如不想吃饭、胃胀、胃痛等。

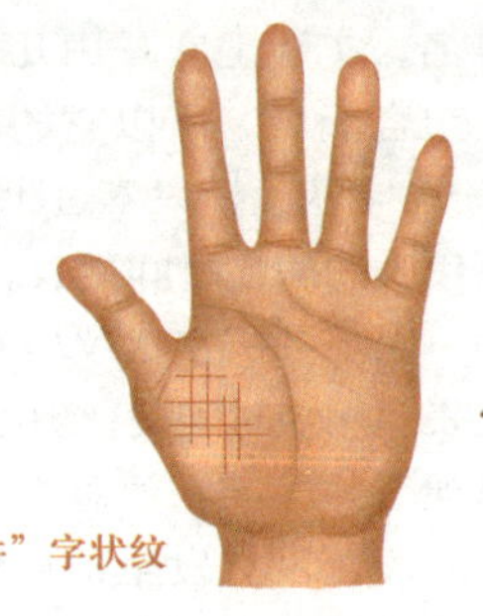

⊙艮位的“井”字状纹

“米”字状符号

脏器出现气滞血瘀

“米”字状纹是由三四条短线组成的“米”字形状的条纹或其变形纹。“米”字状纹是从“十”字状纹或“井”字状纹发展而来。所以“米”字状纹代表内脏的器质性病变，主要是脏腑的气滞血瘀现象。

“米”字状纹出现在巽位

在巽位的“米”字状纹，表示胆囊内有结石。“米”字状纹深而粗，表示单个结石；“米”字状纹杂而乱，表示泥沙样结石。

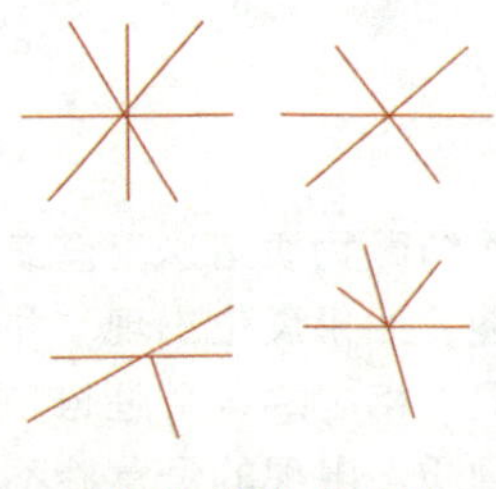

⊙各种“米”字状纹

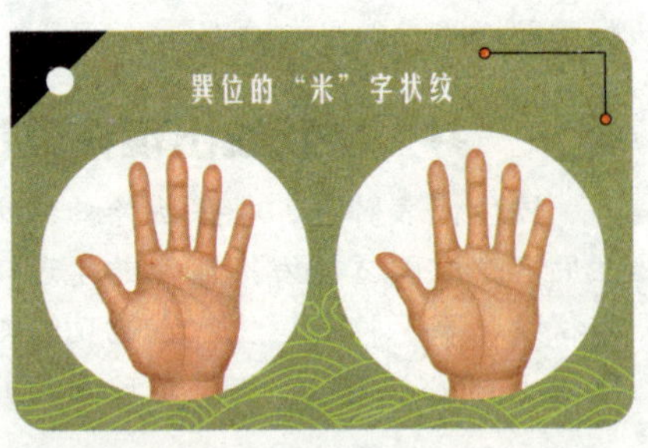

“米”字状纹出现在离位

离位的“米”字状纹，多表示心肌缺血与心绞痛。离位出现“米”字状纹时，还应观察在2线尾端和3线尾端（坎位）是否也有“米”字状纹。如果这两个部位与离位的“米”字状纹相呼应，这就是“三星相照”，表示患有中风、猝死的危险。如果“米”字状纹变得苍白，压之不起时，表示会有心绞痛、心肌梗死的可能，应该做相应的预防措施，比如服用一些活血化瘀、养心的药物。

“米”字状纹出现在坎位

坎位出现“米”字状纹，要注意离位和2线尾端是否出现“米”字状纹，也就是上面所说的“三星相照”，这里不再多说。

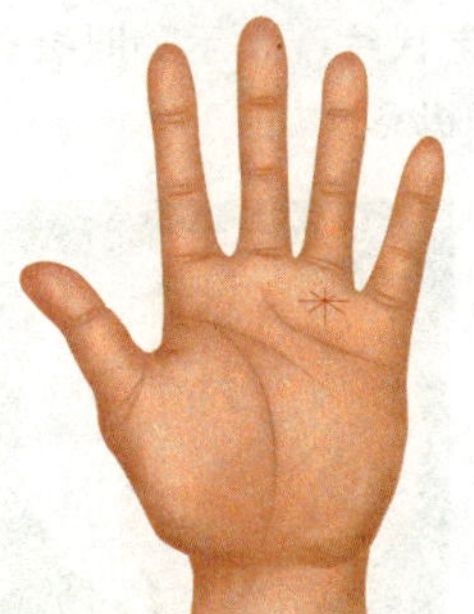

⊙离位的“米”字状纹

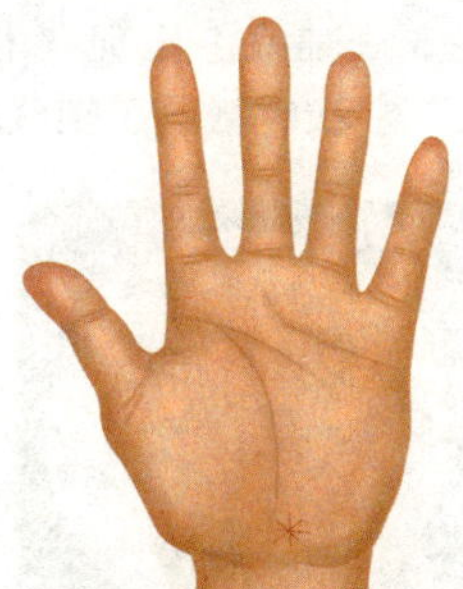

⊙坎位的“米”字状纹

“米”字状纹出现在坤位

坤位是生殖、泌尿系统的反射区，这个区域出现“米”字状纹，表示有泌尿系统结石、前列腺结石以及原因不明的血尿等。

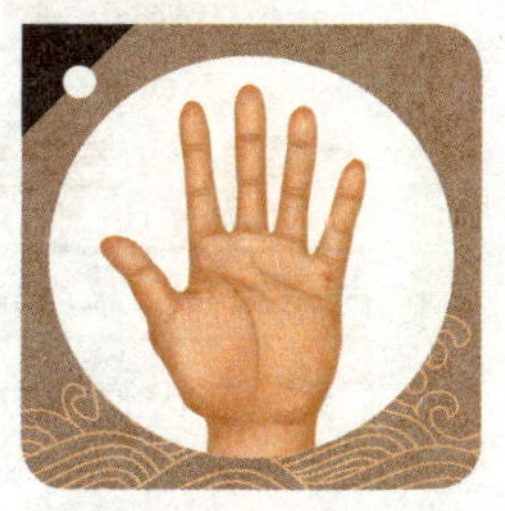

⊙坤位的“米”字状纹

“米”字状纹出现在2线

2线的“米”字状纹，表示血管性头痛或者是心绞痛。如果仅仅是2线尾端的“米”字状纹，则与心脏无关，表示血管性头痛。

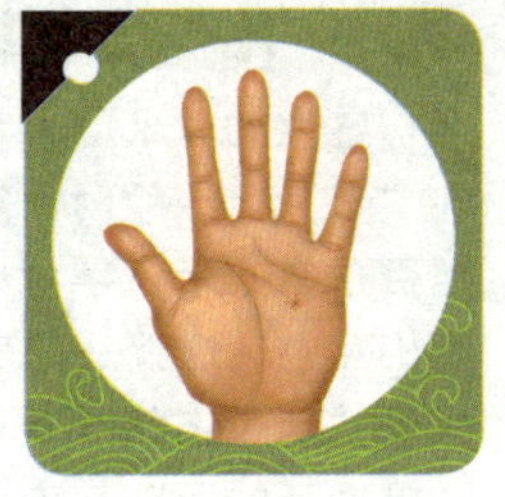

⊙2线的“米”字状纹

“米”字状纹出现在3线

如果在3线出现“米”字状纹，并且导致了3线在肾区的断裂，表示泌尿系统的病变，比如肾结石导致的慢性炎症、肾积水等。

如果在3线出现辅线，一般表示疾病得到修复。一些危及生命的疾病，如果在3线尾端出现辅线，则有挽回的可能。但是如果在3线辅线上出现“米”字状纹，表示随时会猝死。这时的“米”字状纹抵消了辅线的积极意义。

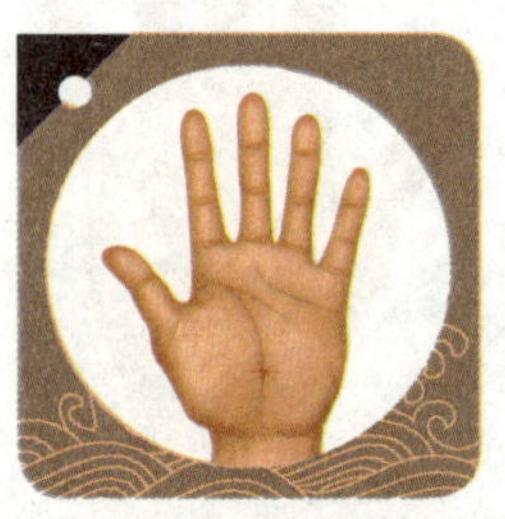

⊙3线肾区“米”字状纹

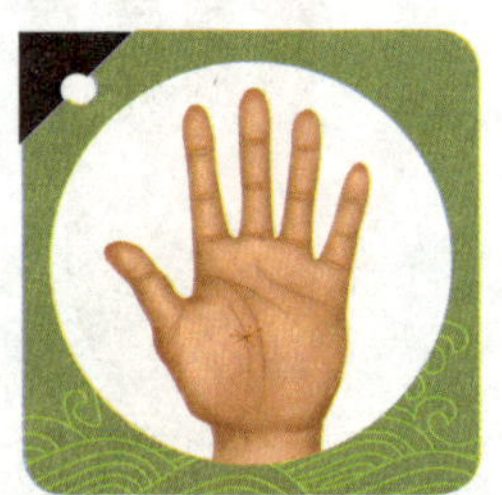

⊙3线辅线的“米”字状纹

“田”字状符号

内分泌和泌尿生殖系统发生病变

“田”字状纹是由六条短线组成的“田”字形状的条纹或者变形纹。和“米”字状纹一样，“田”字状纹也是从“十”字状纹或“井”字状纹发展而来。

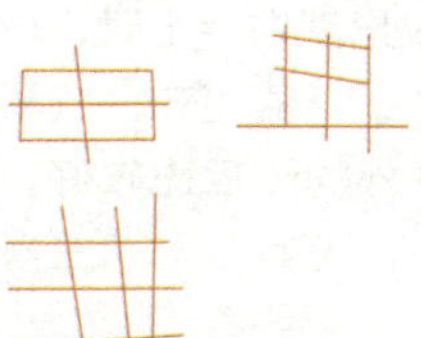

⊙各种“田”字状纹

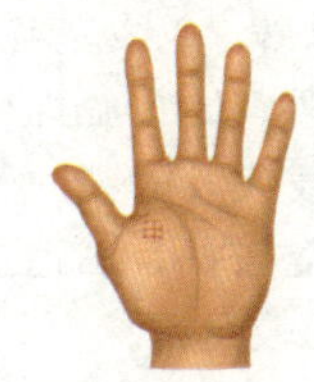

⊙震位的“田”字状纹

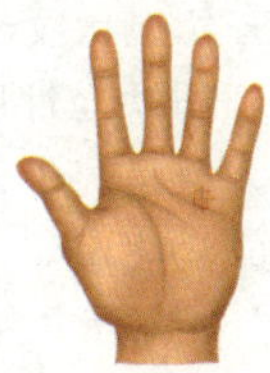

⊙1线中段的“田”字状纹

“田”字状纹出现在震位

震位出现“田”字状纹表示消化功能低下，如果伴有苍白，肉薄，表示性功能差，提示患有胃溃疡。

“田”字状纹出现在1线

1线中段出现“田”字纹，提示患者有一些胆囊系统的疾病，比如胆结石、胆囊肿。

“田”字状纹出现在3线

3线下段是肾及生殖器官的反射区，所以在此区出现“田”字状纹提示子宫部位有病变，比如子宫糜烂。

⊙3线下段的“田”字状纹

“☆”状符号

急性病即将发作的征兆

五角星状纹是由多条褶状纹交叉而组成的五角星状的纹理，最常见的是由3～5个角状组合而成，所以称为五角星状纹。

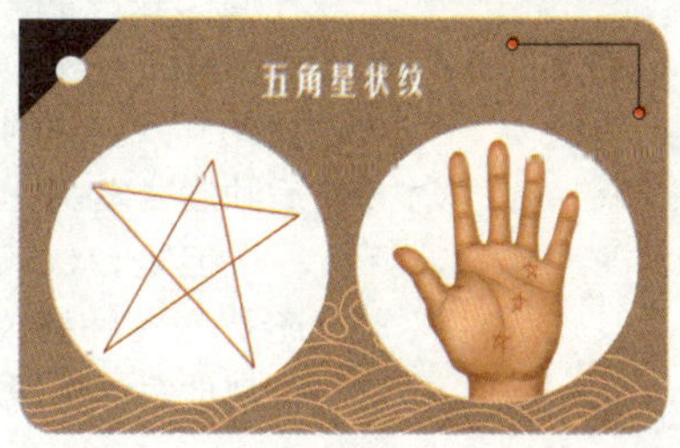

五角星状纹最常见于2线、3线。当此纹出现在手上时，应注意预防缺血性脑血管意外，比如脑血管痉挛、脑梗死、脑软化等。但是，由五角星状纹代表的脑血管意外的预后比较好，抢救成功率高，瘫痪的康复较快，后遗症少，尤其是与“三星相照”的“米”字状纹相比较而言。

岛状符号

预示心脑系统发生病变

岛形样纹是纹线如小岛形的掌纹。岛形样纹的生成和体内细胞的过度增生有关，与肿瘤生长也有关。根据岛形样纹出现的部位对应的脏腑，可以判断细胞的增生发生在哪个脏腑上。

从岛形样纹的范围来看，岛形样纹的范围可大可小，可独立，可连续，可相套。岛形样纹越小，对于肿瘤的诊断意义越大。过大的岛形样纹提示所在区域所代表的脏腑出现病症。

从伴随样纹来看，岛形样纹一般不会独立出现，往往会伴有“十”字状纹或者“米”字状纹，或者多个岛形样纹连在一起。出现这些纹时，提示对应的脏器有增生，并且伴有炎症。如果岛形样纹内没有异常纹穿过，提示肿瘤组织与正常组织没有粘连，边缘光滑。这种情况下动手术，成功率较高，术后肿瘤转移的概率较低。岛形样纹内有异常纹，提示肿瘤与它的周围组织已经建立了血液循环，或发生粘连，或者肿瘤已经浸润到健康细胞中，这种情况的预后不好。有时，会出现穿过岛形样纹而进入3线的6线。这种情况下，手术难度较大，术后肿瘤复发率、转移率都比较高。

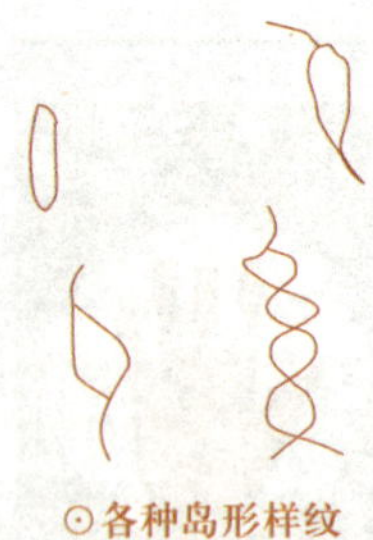

⊙各种岛形样纹

但是，仅仅凭岛形样纹难以确定是良性还是恶性肿瘤。要做出准确的判断，还要结合其他医疗手段综合分析。

岛形样纹出现在震位

震位是胃及十二指肠的反射区。在震位出现细小的岛形样纹并呈锁链状时，提示患有慢性胃炎。在岛形样纹部位有隆起时，提示肥厚性胃炎。在此部位有塌陷时，提示萎缩性胃炎。这些胃炎治愈后岛形样纹却没有消失，反被四角形样纹框在其内的，则表示已经痊愈。

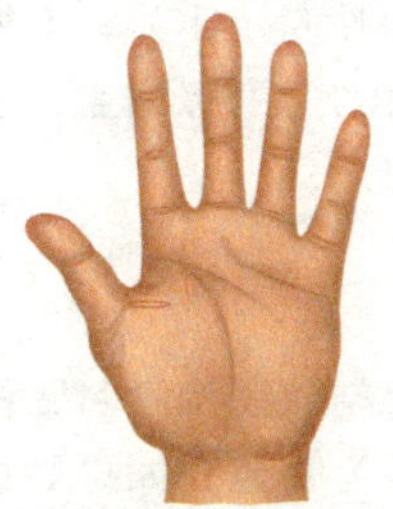

⊙震位的岛形样纹

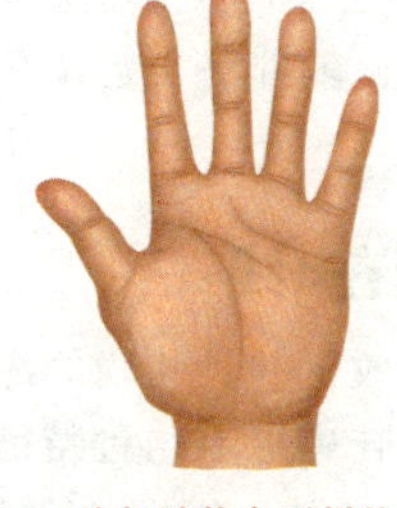

⊙1线起端的岛形样纹

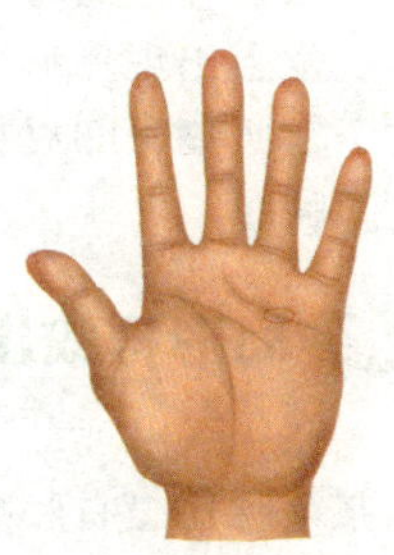

⊙1线中段的岛形样纹

岛形样纹出现在1线

由于1线起端是主管耳朵听力功能的脏器的反射区，所以在1线起端出现岛形样纹，提示出现听力障碍。常见的是耳鸣，严重者会出现耳聋。

耳朵的前面是眼睛，相应的无名指下1线上的位置是眼睛的反射区。在此部位出现岛形样纹，提示眼睛和视神经方面的疾病，常见的为电光性眼炎。

岛形样纹出现在1线和2线之间

在1线和2线之间出现岛形样纹，特别是树叶状的岛形样纹，提示乳腺增生。

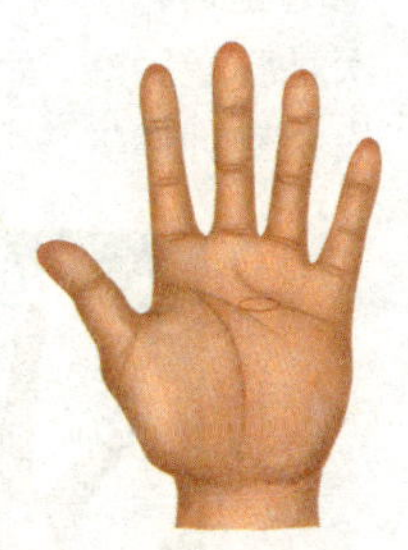

⊙ 1线和2线之间的岛形样纹

岛形样纹出现在2线

在2线中部出现的岛形样纹，小型的提示头痛，大型的提示多种原因导致的眩晕，比如美尼尔氏综合征。

岛形样纹出现在3线

在3线出现岛形样纹多反映实质性的疾病。在3线尾端靠近坎位上出现岛形样纹时，提示生殖系统的肿瘤。比如，女性的子宫肌瘤、卵巢囊肿、输卵管炎症；男性的前列腺增生、前列腺肿瘤。

岛形样纹出现在4线

在4线出现岛形样纹，并且4线的深度与3线相同时，提示某个脏器患有肿瘤。肝癌患者这种特征最为明显。如果肿瘤术后或者放疗、化疗后，4线上出现岛形样纹，提示肿瘤转移。

岛形样纹出现在5线

5线出现较大的岛形样纹，多提示长期的腹部胀气及便秘。5线起端出现较小的岛形样纹，是增生性疾病的体表反映。最常见的是痔疮，并且岛形样纹越小，提示患痔疮的概率越高。其次是肠道肿瘤，如肠息肉。此外还要考虑前列腺肿瘤、精囊肿瘤、输精管肿瘤等。

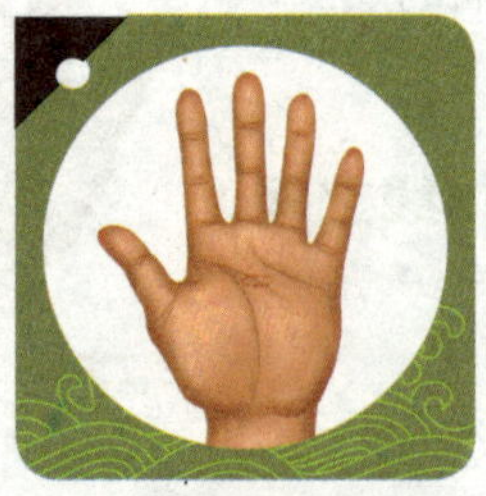
⊙2线中段的岛形样纹

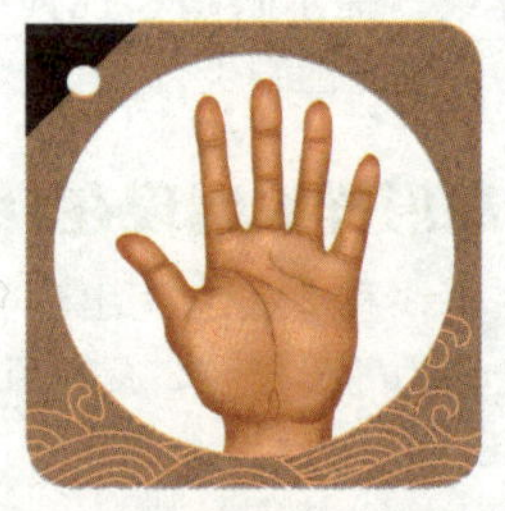
⊙3线尾端的岛形样纹

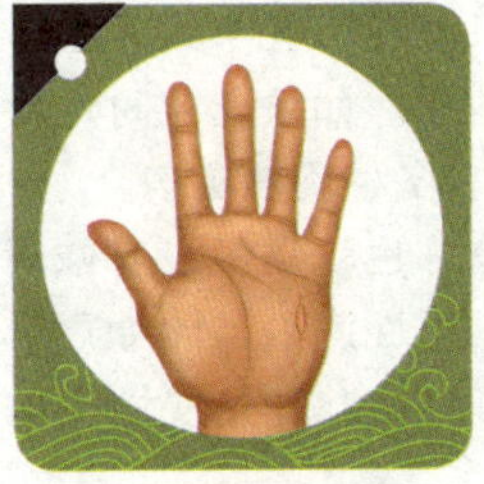
⊙4线的岛形样纹

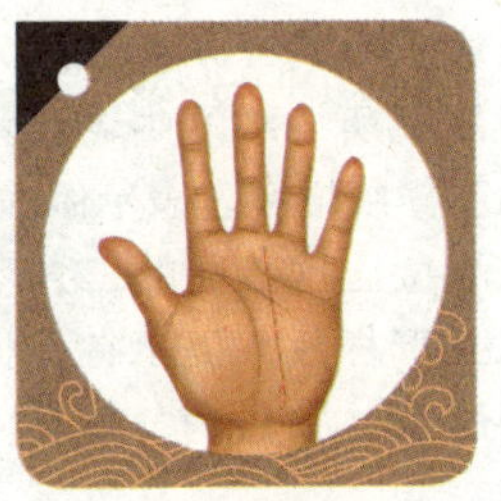
⊙5线起点上的岛形样纹

"△"形符号

传递脑血管病变的信息

三角形样纹是由三条短线的褶纹，或者两条短线构成角度状，附在一条主线上，组成的类似三角形的纹。三角形样纹所反映的病症比"井"字状纹轻，比"十"字状纹重。三角形样纹有向"米"字状纹发展的趋势。附在主线的三角形样纹表示与主线对应的脏器功能出现障碍。

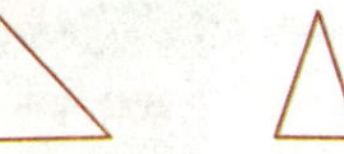

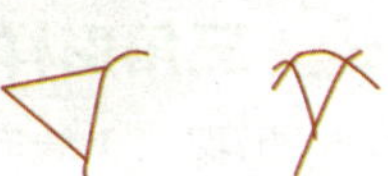
⊙各种三角形样纹

三角形样纹出现在坎位

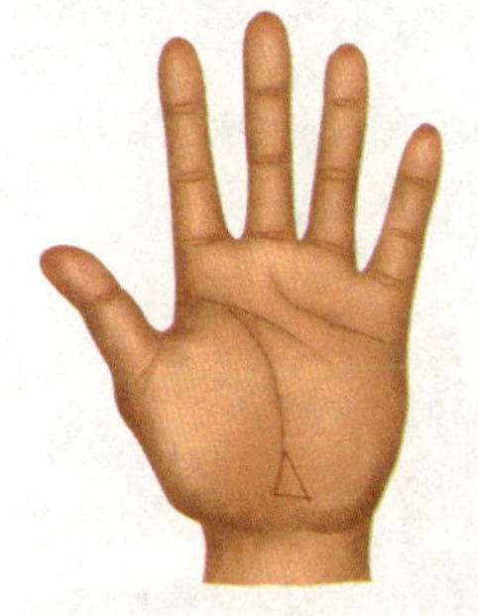
⊙坎位上的大三角形样纹

坎位上的三角形样纹有大、小、独立三种。主要表示心血管疾病。

坎位上大的三角形样纹，如果出现在老年人手上，表示这个人年轻时就有心肌供血不足，到老年就会有心脏疾病加重的趋势。在年轻人手上出现这样的样纹，应该提防这个人老年时发生冠心病，应该注意平时的自我保养，比如服用活血化瘀药，注意低脂饮食等。

坎位上小的三角形样纹，如果出现在老年人手上，表示有幼年时缺钙所导致的中老年骨质疏松。如果老年时，坎位上的小三角形样纹增多，表示体虚并伴有多种慢性疾病。

在坎位出现独立的三角形样纹，也就是说没有依附在3线上的三角形样纹，提示有心脏的器质性病变，比如冠心病、风湿性心脏病、肺心病、高血压性心脏病、多种慢性疾病导致的心脏病。

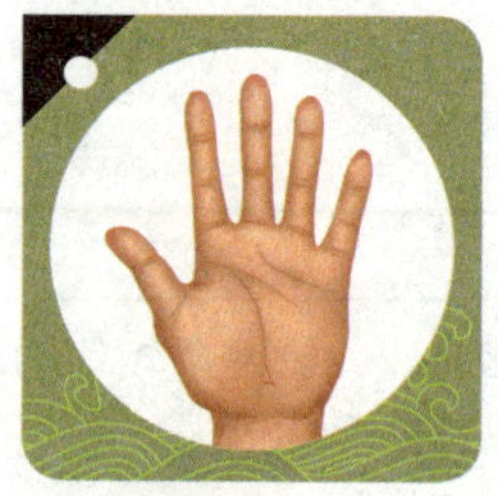

⊙坎位的小三角形样纹

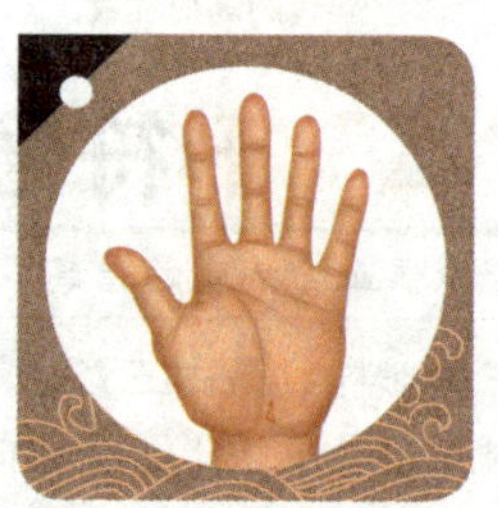

⊙坎位上独立的三角形样纹

三角形样纹出现在1线

出现由1线向食指和中指缝延伸的分支所组成的三角形样纹，表示脾胃的消化功能减弱。另外，已痊愈的咽喉炎患者也可在1线末端出现三角形样纹。

三角形样纹出现在3线

3线出现三角形样纹，特别是尾部，预示有冠心病的倾向。如果小孩手上有此纹理，应该从小就注意预防保健。

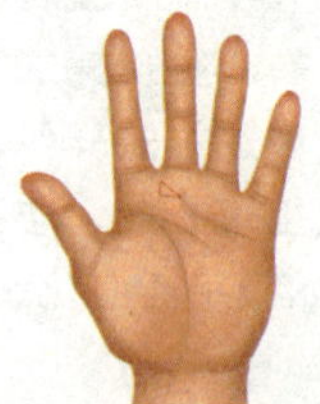

⊙1线末端的三角形样纹

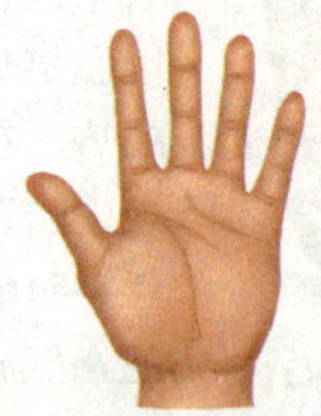

⊙3线尾端的三角形样纹

四角形符号

说明病情稳定或曾手术过

四角形样纹是由四条短线组成的长方形或正方形的纹理，也称为方格形样纹。四角形样纹是由各种原因比如手术、外伤等因素所导致的疤痕的纹理表现。手术或创伤后，手掌与受损脏腑所对应的反射区出现四方形样纹，表示病症已经稳定，并且向健康方向发展。

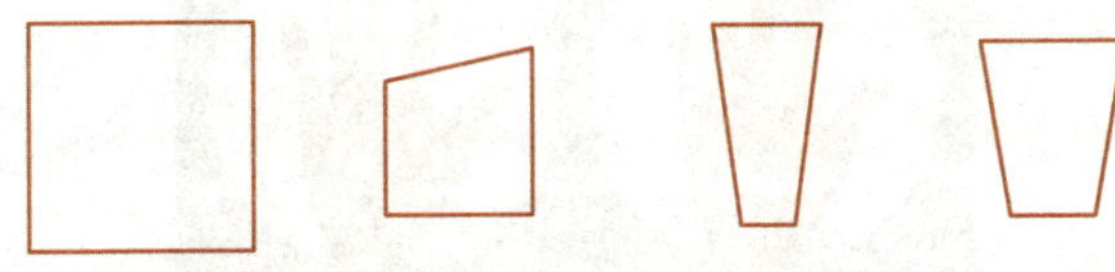

⊙各种四角形样纹

四角形样纹出现在1线

在 1 线上出现四角形样纹时，多与肺结核有关。一般情况下，反映结核病人的肺部留下钙化点的情况。这时应该注意防护，防止肺部感染引起结核病复发。如果是慢性咳嗽患者在 1 线出现四角形样纹，要注意发生结核病的可能。

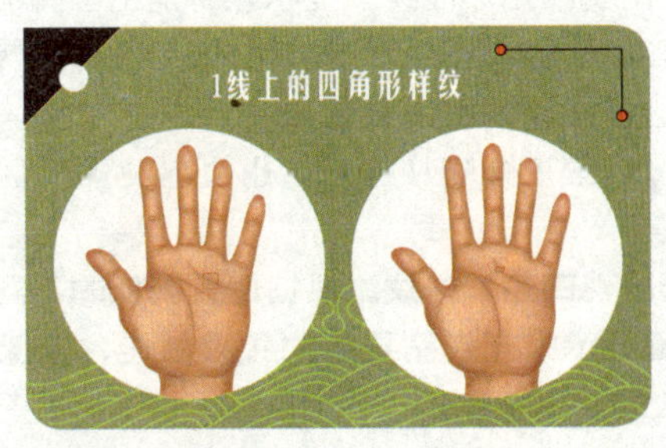

四角形样纹出现在2线

在 2 线上出现四角形样纹，提示患者有过脑震荡病史，或者存在多种外伤对脑部造成的损害，或者有全麻手术史、脊柱手术史等。如果四角形样纹在 2 线上的时间过长，长达数十年，就预示着此人老年时患脑软化、脑萎缩的概率较大。出现四角形纹还提示头痛，此种头痛以血瘀为主。

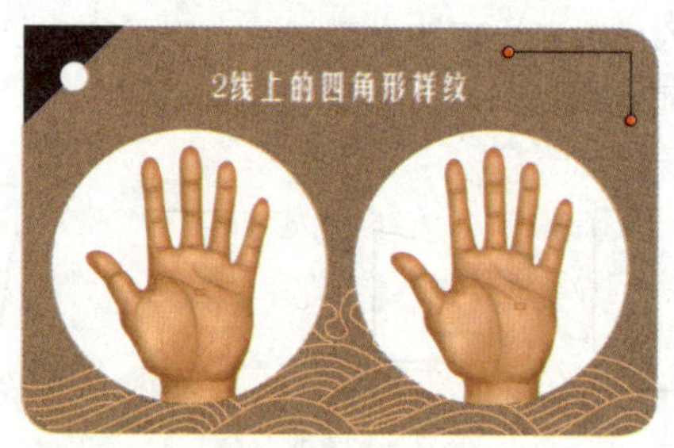

四角形样纹出现在3线

在 3 线上出现四角形样纹，是重大疾病留下的痕迹，表示病情稳定。如果在四角形样纹上出现“米”字状纹，或者四角形样纹色泽发红，表示病情复发。四角形样纹在 3 线出现的位置不同，反映的疾病也不同。

3 线起端出现四角形样纹，提示患者幼年时有大叶性肺炎、哮喘等病史，并且现已痊愈。

3 线中段出现四角形样纹，提示患者是由于胸部外伤引起的胸膜粘连。比如喜欢打球的人，常常会因为胸部冲撞导致伤害，在掌上出现这种样纹的概率会比较高。患有气胸、胸膜炎的患者在疾病痊愈后留下胸膜粘连时，也会出现 3 线中段的四角形样纹。

3 线尾端出现四角形样纹。根据位置高低的不同意义有所不同，较高位置表示腹部疾病导致的腹膜粘连，较低位置表示下腹部疾病导致的疤痕粘连。

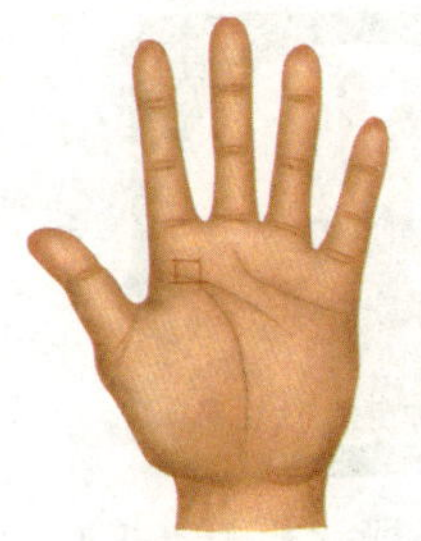

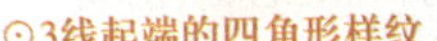

⊙3线起端的四角形样纹

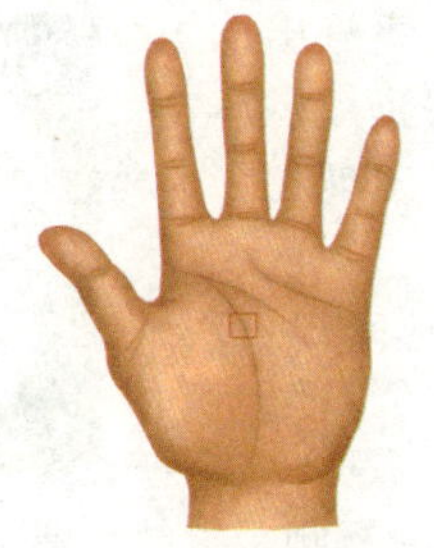

⊙3线中段的四角形样纹

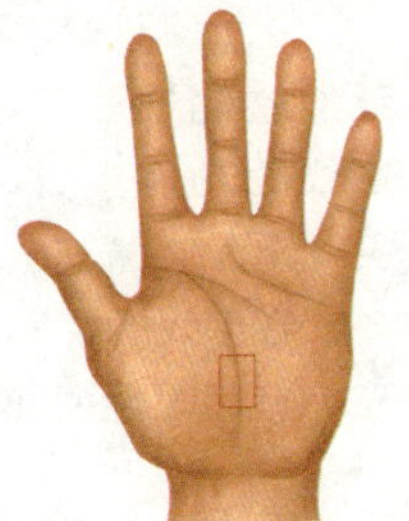

⊙3线尾端的四角形样纹

斜桥状符号

昭示心脏功能异常

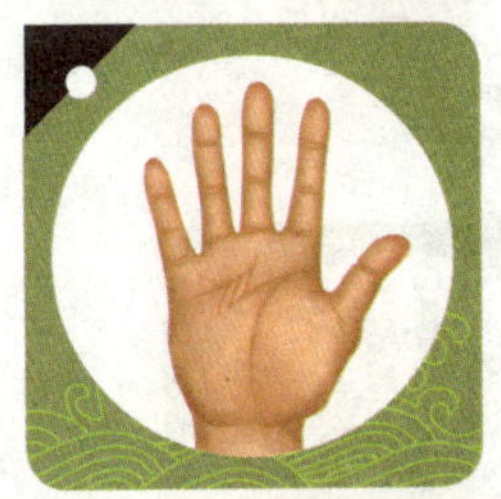

斜桥状符号最常出现在手掌的主要褶纹上，一般斜向连接在两个主要掌纹，一条或多条并列斜线，连接两大掌纹类似于桥状，因而称为“斜桥”掌纹。在1线与2线之间有一列斜线连接于两大主要褶纹，是心脏功能异常的特征之一。

羽状符号

便秘、心脏功能弱的表现

羽状线是在手掌主要褶纹上出现的（可单侧或双侧）一种细而密的细褶纹，形似羽毛或箭尾。多出现在三大主线上，提示所在主线对应脏腑的功能减退、衰弱。

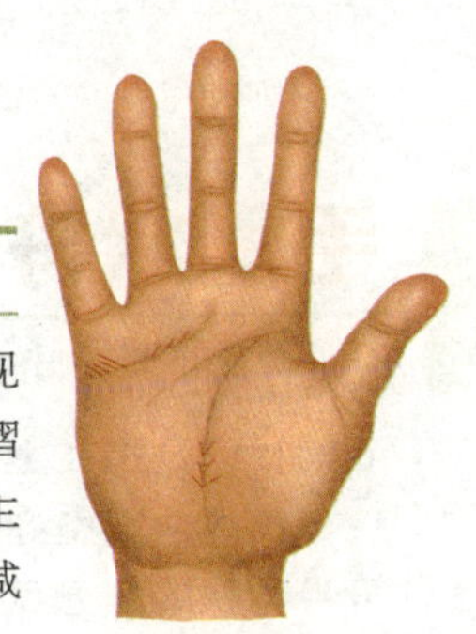

⊙主线上的羽状符号

上行羽状纹（主线分出向上延伸的侧视忌毛状线）提示所在主线的功能亢进；以出现在三大主线上尤有意义。

在 1 线的桡侧出现羽状细纹，表明有顽固性便秘。

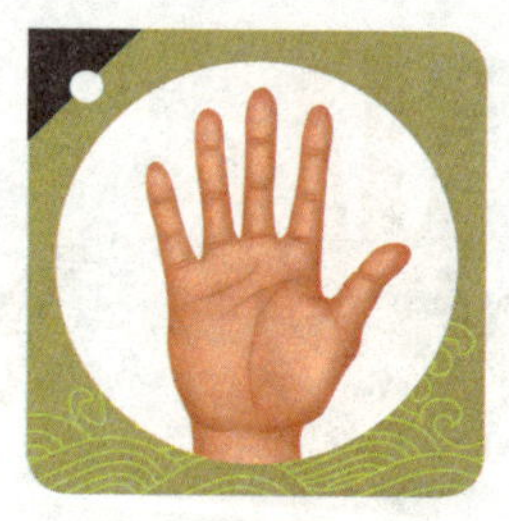

而在地纹末端出现双侧羽状纹，或呈树根状长短不规则的向下分布的穗状细纹，是生命力弱和生殖能力差的特征之一。

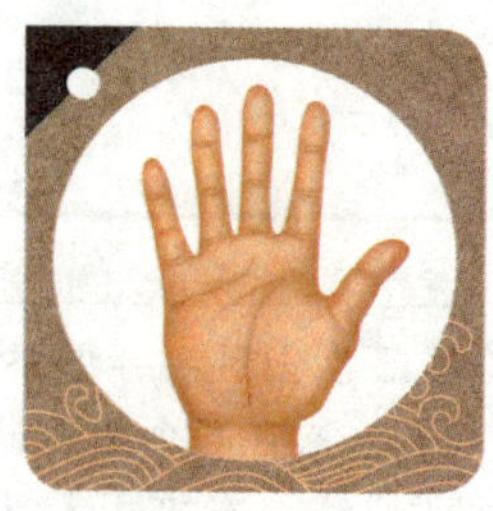

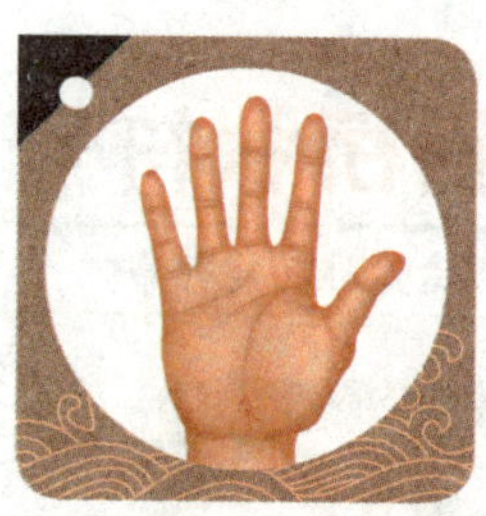

1 线尺侧向掌心处有单侧羽状纹者，提示心脏功能不好。

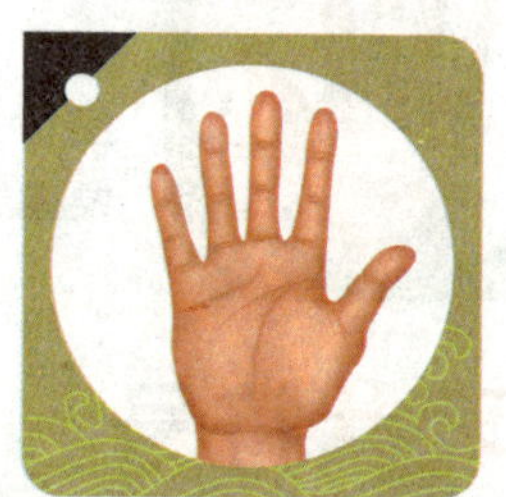

毛刷状符号

心脏功能不好，呼吸系统有病

毛刷状纹是指在主要掌褶纹单侧或双侧出现的极短的微细的褶纹，纹线末端整齐成毛刷样，或末端长短不一呈锯齿状。这种符号反映的信息量较小，多提示心脏功能不好、呼吸系统有病。

如果在地纹上出现毛刷状纹，提示有消耗性疾病或呼吸系统疾病。

在天纹和人纹中出现这种符号，提示心脏功能不好。

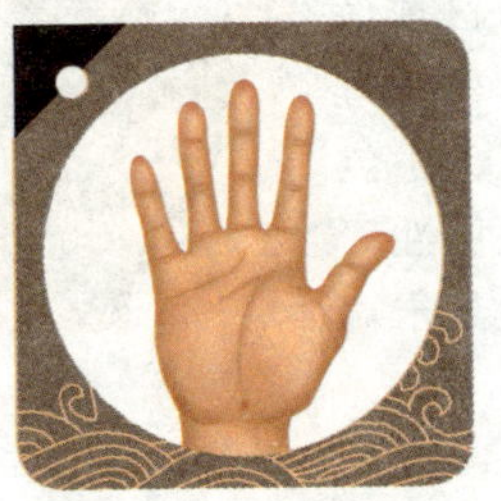

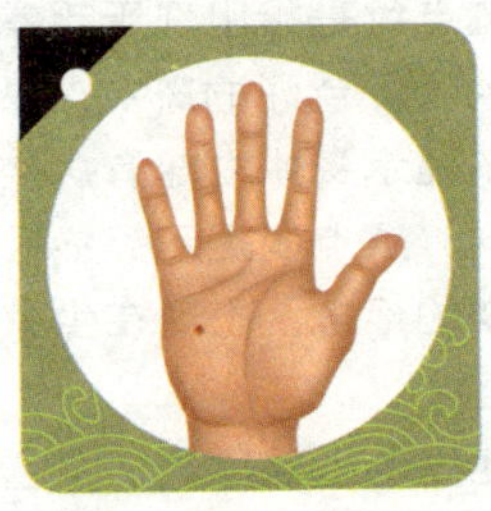

“○”形符号

提示慢性病

圆环纹，又称圈纹，是指由一条或两条掌细褶纹构成的圆形符号，有的会在圆环中出现各种杂乱的纹理，这种掌纹非常少见。出现这种纹理，多提示有硬物伤害史。

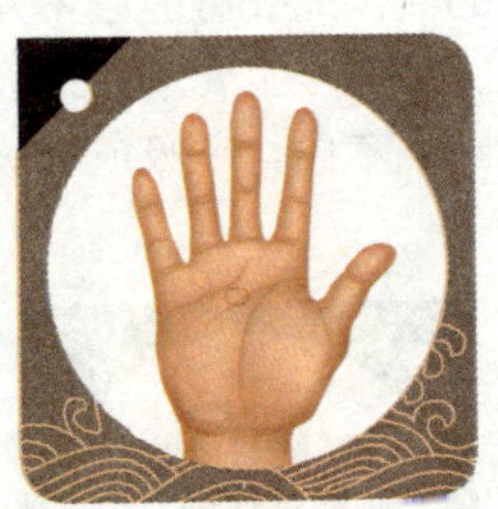

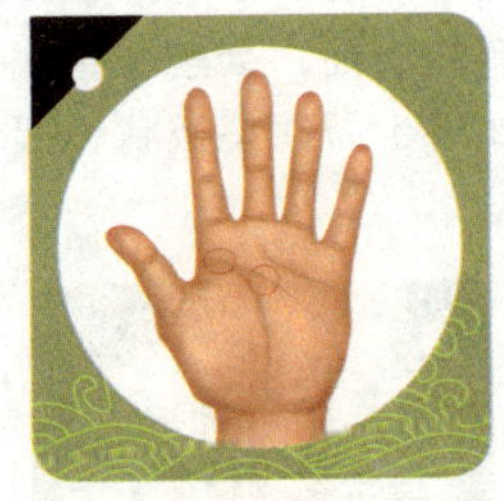

该纹的出现多与外伤有关，受到较重外伤一般可在掌纹上留下环形纹。同一线出现多个环形纹，提示病性向癌变方向转化，多发于肝、胆、胃区。若感情线中部被环形纹盖住，提示患有肺病。

斑点状符号

提示有肿瘤

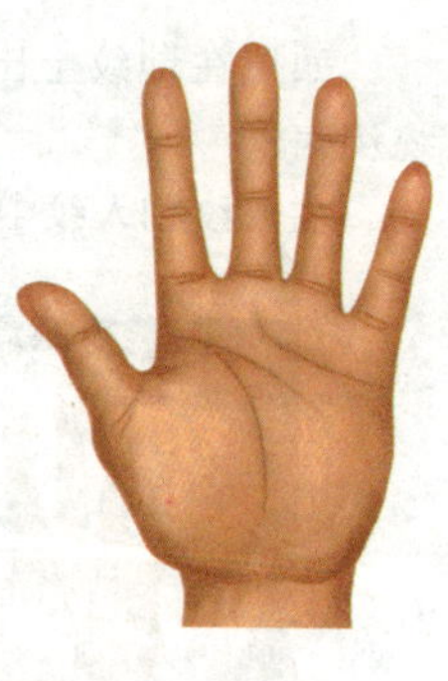

斑点纹是指出现于手掌不同分区或纹线上的不同色泽的斑点，是最不好的病理纹，多提示身体内部有病变。斑点大小色泽不同。黑点多提示癌症肿瘤，是恶性严重病变的标志。出现在生命线上及其末端意义重大。

地线上出现黑色、青色的斑点，提示有神经系统疾病；出现咖啡色、深褐色或枯叶色且不规则的斑点，提示有恶性肿瘤，应引起注意，并及早到医院诊查治疗。

如 1 线出现白色斑点是妇女妊娠的特征之一。

锁链状符号

呼吸和心脏功能弱

链状线是指掌纹上出现的连续不断的小圈圈，或作交叉线条状缠在一起，于是形成如锁链状的线。此线有驳杂不纯、零乱无章的表征，会削减主线原功能。多见于主要掌褶细纹的异常，如果生命线呈链状，提示健康状态不佳，呼吸或心脏功能减弱。

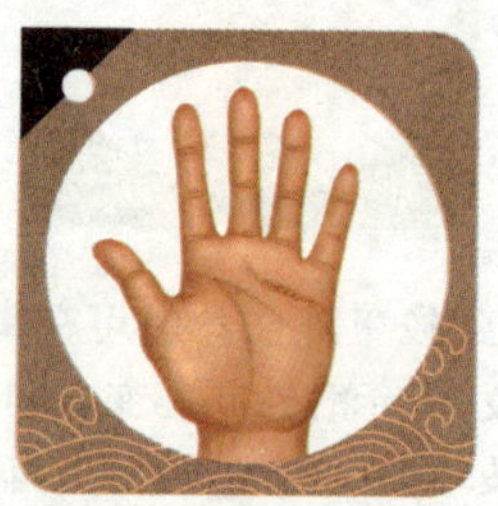

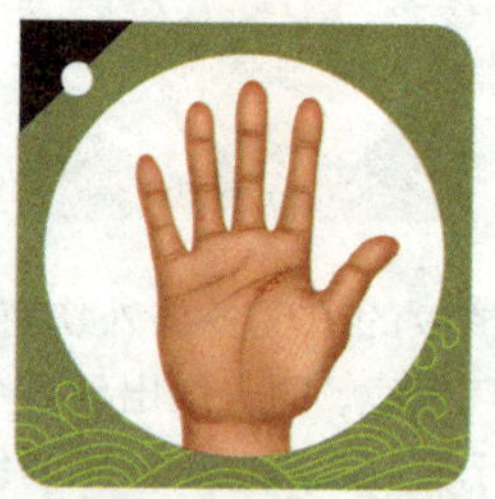

若1线变成链状，是心脏功能不好的特征，提示心脑血管疾病已经形成。不满周岁的小孩生命线如果呈链状，预示很难存活。

地纹起端呈链状，是幼年期易患呼吸系统疾病的特征之一。

绳状符号

体质不佳的表现

绳状符号是指主线或辅助褶纹呈弯弯曲曲的形态，状如水波纹。如果手掌中出现水波状纹，提示机体素质较差，精力不继，或提示健康道路会像波纹一样浮沉不定。

生命线的下部起波形支线的人，暗示其不注意生活起居，不善于自我约束，过多地消耗体力和精力，所以会较早地呈现衰老现象。

心线呈波状，提示患有心脏病，且病情时好时坏。

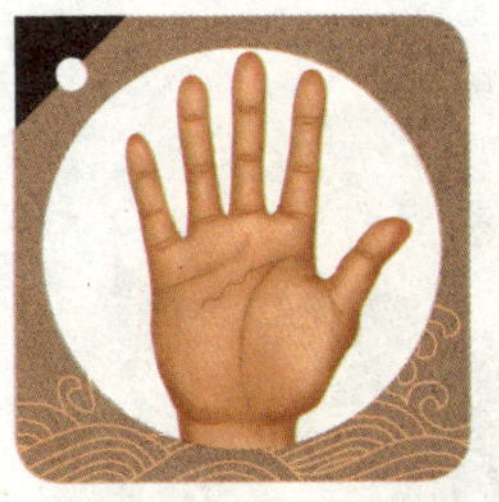

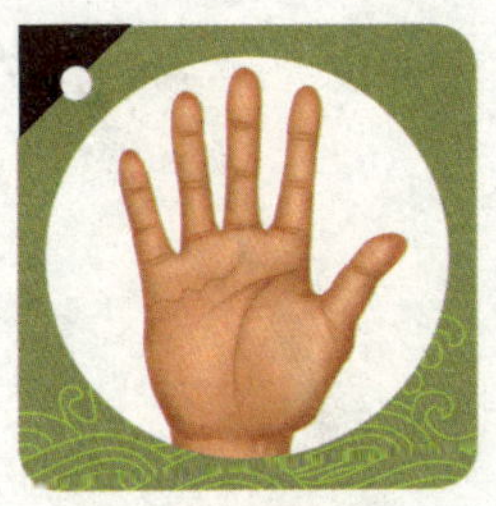

健康线呈波纹状，提示酗酒过度，已经伤害到肝胆了。感情线呈波纹状，提示情绪起伏、多变。智能线呈波纹状，提示习惯于跳跃性思维。

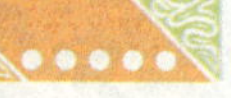

断裂纹

某种疾病即将发生

断裂纹是指掌中某条本应完整的掌纹线的行程突然中断，这类纹路又称断线。在破断的地方，健康多少会受到一定的影响，但不必担心。如果一根线破断，在原线未破断处又另外生出一根线的话，这种破断对健康没有太严重的影响。即由于第二线的产生，使这根线的性质和作用得以维持。比如大鱼际曲线破断，又有大鱼际副线就可以辅助，或在破断处有玉柱线亦可以弥补，所以在此时要观察其他褶纹是否能够相互弥补。

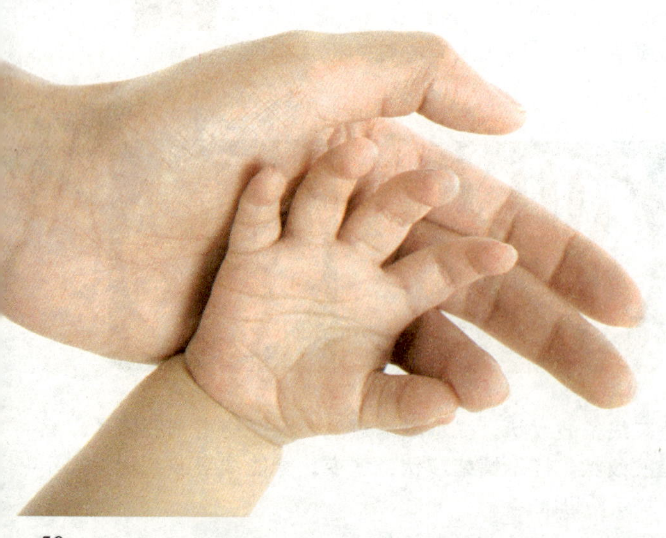

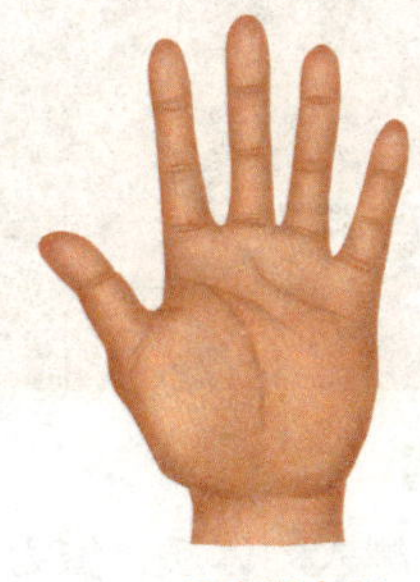
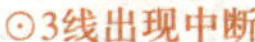
⊙3线出现中断

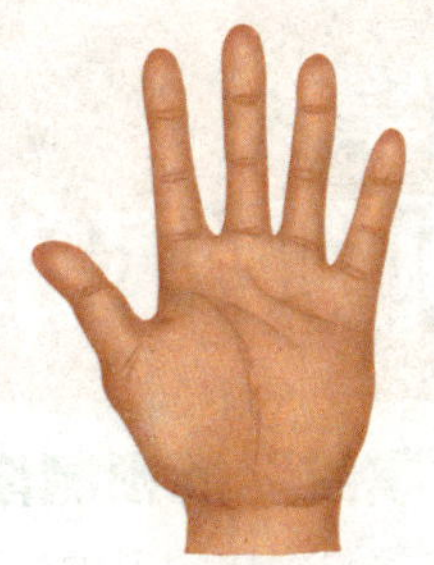
⊙3线出现假中断

断裂纹的三种类型

一般断裂纹的类型主要有以下三种：

直中断线：在循行过程中，出现直线在途中中断的情形。出现本线预示着生命状态是朝恶向变化的，中断处预示对应脏腑发生病变；以出现在三大主线及生命线上尤为有意义。

曲中断线：在循行过程中，出现曲线在途中中断的情形，本线预示着命运或者健康向非常不好的方向发展。

假中断线：此线主要有三种类型，一是虽然中断，但在中断一侧或两侧有平行线把两个断头“连”起来；二是虽然中断，但中断部分的两个线头又相搭平行，使断势“连”起来；三是虽然中断，但在中断处两线头之间以短横线相错衔接，使断势不“断”。本线预示着健康朝向不好的方向发展，较直中断线所示为轻，中断期虽有病变但可自我康复，无致命性危险。

不同断裂纹出现的意义

在生命线的中央有隙缝的人，中年可能患病。断裂的间隔越长，其危险性就越大。要注意补充营养，加强锻炼。

观掌纹 预测你的疾病

“掌纹”能预测你的疾病

掌纹预测疾病的范围很广，能观测人的体质、智力、睡眠质量和精神状态等，也能反映各系统疾病。即使人体出现小小的病兆，掌纹上也会出现反常规的符号，特别是内脏器官的病变。

“掌纹预测疾病”有实用价值

掌纹在反映身体疾病方面有提前性。“掌纹预测疾病”可以帮助患者在疾病还没有明显症状时，提前看到某些疾病的隐患，即使无法完全定性，但至少能给人敲响警钟，在宏观上给治疗争取了宝贵时间，给健康带来了转机。

不要迷信“掌纹诊疗”

需要提醒的是，“掌纹预测疾病”虽然有一定的实用价值，但并非万能，也有其局限性和盲点，有些疾病尚难从掌纹上发现。应对此保持审慎态度，不要盲目迷信，更不要放弃常规的身体检查和医疗检查。

〔白血病〕

白血病是造血干细胞的恶性克隆性疾病，因细胞自我更新增强、增殖失去控制、分化发生障碍、凋亡受到阻止，从而停滞在细胞发育的不同阶段。白血病细胞大量增生，累积于骨髓和其他造血组织中，使得正常造血受抑制并浸润其他器官和组织。

自觉症状

白血病早期症状不明显，典型的症状主要表现在以下几点：贫血及相关症状，如虚弱、面色苍白，食欲减退，体重下降。容易擦伤或出血，如牙龈出血，流鼻血。极易感染，如出现咽痛，支气管炎并伴有头痛、低热、皮疹等。有淋巴结肿大现象，特别是喉部、腋下及腹股沟。左肋骨下感觉不适。病情严重时，突发高热，意识混浊，无力讲话和移动四肢。

白血病手图特征

⊙ 掌心出现13线，即2线特别长，延伸到小指边缘。

⊙ 3线短浅或断裂。

⊙ 掌色青、红、白相间。

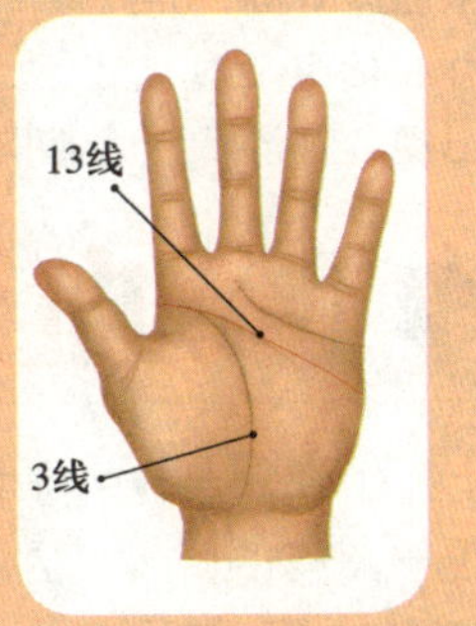

高血压

高血压是一种临床综合征，以体循环动脉收缩压和（或）舒张压升高为特征，它是目前临床最常见、最重要的心血管疾病之一。随着当今人们生活水平的不断提高，高血压的患病率也在逐年增长。

自觉症状

高血压的症状因人而异，早期可能无症状或症状不明显，仅仅会在劳累、精神紧张、情绪波动后发生血压升高，

高血压手图特征

⊙1线紊乱，离位有星形纹。

⊙3线尾端向坎位延伸。

⊙大鱼际肌肉隆起，掌色鲜红。

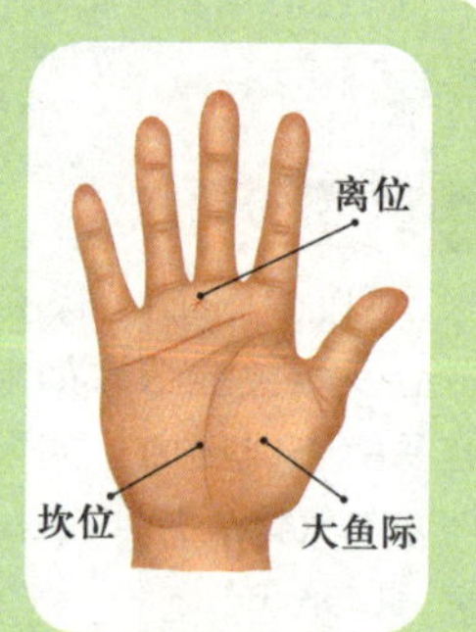

并在休息后恢复正常。随着病程延长，血压持续升高，逐渐会出现各种症状，如手指麻木和僵硬、胸闷、心前区疼痛等。

〔低血压〕

低血压是指体循环动脉压力低于正常的状态，因在临床上常可引起心、脑、肾等重要脏器的损害而备受重视。但低血压的诊断尚无统一标准，一般认为成年人肢动脉血压低于90/60mmHg即为低血压。

低血压手图特征

⊙1线被干扰，无名指下有“井”字纹。

⊙1、2、3线变浅。

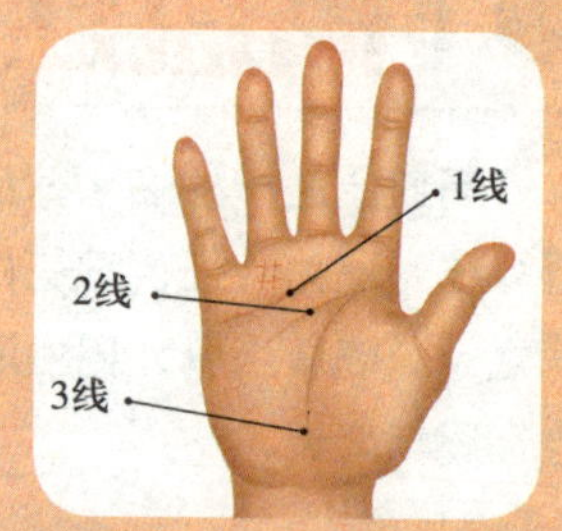

自觉症状

病情轻微者的症状为头晕、头痛、食欲不振、疲劳、脸色苍白、

消化不良、晕车船等；严重症状包括直立性眩晕、四肢冷、心悸、呼吸困难、共济失调、发音含糊，甚至昏厥。

〔心肌梗死〕

心肌梗死，简称心梗，旧称心肌梗塞，是指由于冠状动脉的血流急剧减少或中断，从而导致相应的心肌出现严重的急性缺血，最终导致心肌的缺血性坏死。

自觉症状

典型症状为心前区疼痛，不典型的心梗通过身体其他部位疼痛体现出来，如表现为腹痛、牙痛等，容易被人忽视而错失治疗良机。

心肌梗死手图特征

⊙1线和2线都有岛形纹出现。

⊙2线亦可见“米”字形纹，或出现断裂。

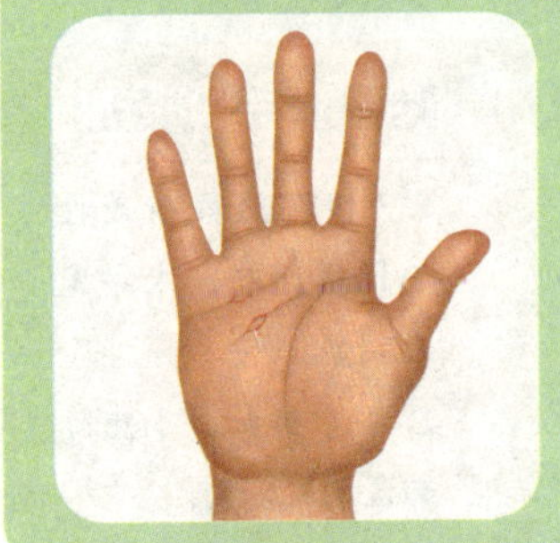

急性脑血管病手图特征

⊙3线截断。

⊙1线有岛形纹。

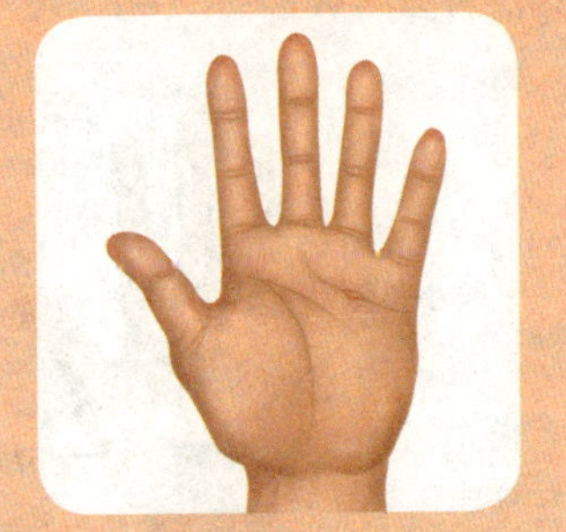

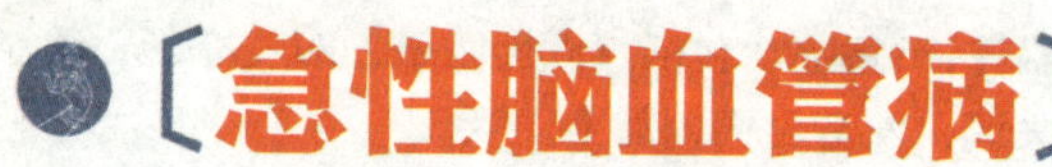

急性脑血管病

急性脑血管病临床上又称脑血管意外、卒中或中风，是指起病急骤的脑部血液循环障碍。本病大体分两类，可以是脑血管血栓突然形成，脑栓塞导致缺血性脑梗死，也可以是脑血管破裂产生脑溢血。

自觉症状

急性脑血管病发作常伴有神经系统症状，如肢体偏瘫、失语、精神症状、眩晕、共济失调、呛咳，严重者昏迷或死亡。

脑溢血

脑溢血又称脑出血，是指脑实质内的出血，是发病率和死亡率均较高的疾病。

自觉症状

头痛头晕、呕吐、意识障碍，如表现为嗜睡或昏迷，运动和语言障碍等。

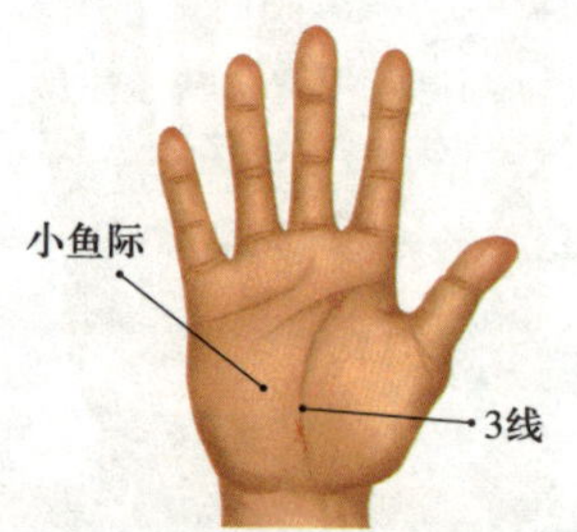

脑溢血手图特征

⊙3线突然截断或被干扰线切断，米字尤为明显。

⊙手掌鲜红，小鱼际部位色深发黑。

先天性心脏病

先天性心脏病是先天性畸形中最常见的一类。在胚胎发育时期，即怀孕2~3个月内，由于心脏及大血管的形成障碍而引起的局部解剖结构异常，或出生后应自动关闭的通道未能闭合的心脏，称为先天性心脏病。个别小室间隔缺损在5岁前有自愈的机会，绝大多数需手术治疗。

自觉症状

轻者无症状，查体时发现，重者可有活动后呼吸困难、发绀、晕厥等，年长儿可有生长发育迟缓现象。症状有无与疾病类型和有无并发症有关。

先天性心脏病手图特征

⊙ 在2线上或方庭内有“十”字纹、岛纹或“井”状纹。

⊙ 2线可出现断裂。

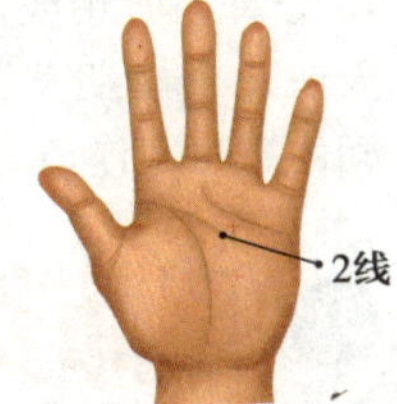

心绞痛

心绞痛是由于冠状动脉供血不足，使心肌急剧地、暂时地缺血缺氧所引起的以发作性胸痛、胸闷为表现的临床综合征。冠状动脉粥样硬化是其主要病因，而可以引起心绞痛的情况有很多，如冠状动脉痉挛、主动脉瓣狭窄或者关闭不全、风湿性冠状动脉炎、先天性冠状动脉畸形、肥厚型心肌病、梅毒性主动脉炎、严重贫血、阵发性室上性心动过速等。

自觉症状

心绞痛表现为阵发性心前区绞痛。典型的疼痛部位为胸骨体上段或中段的后方，也可在心前区。疼痛范围大小如手掌，界限不很清楚，疼痛常放射至左肩，沿左肩前内侧直至小指和无名指，有时也可放射至颈部、下颌及咽部，亦有放射至左肩胛区或上腹部并伴有消化道症状。疼痛性质多为压迫、发闷和紧缩，有时有濒死感。疼痛程度可轻可重，重者常持续 1 ~ 5 分钟，可自行缓解，有时也会持续 15 分钟。服用或舌下含硝酸甘油数分钟内疼痛即可缓解。可数天或几个星期发作一次，或一天内多次。变异型心绞痛常在夜间休息时发作，与劳累无关，疼痛较剧烈，持续时间较长。

心绞痛手图特征

⊙ 2 线尾端出现“米”状纹。

⊙ 3 线尾端出现岛纹。

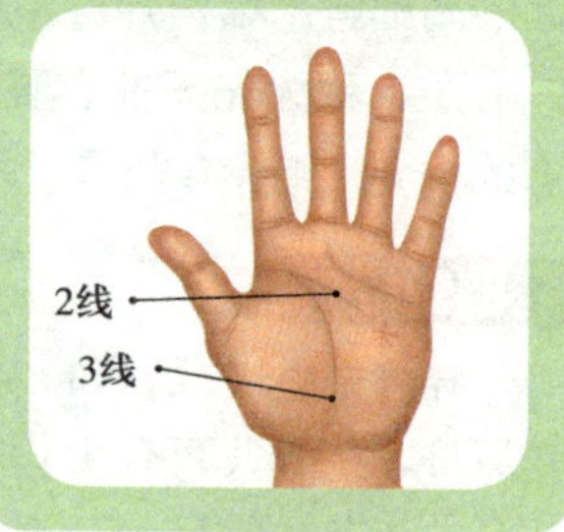

肺炎球菌性肺炎

此疾病常见诱因有受凉、劳累或淋雨等，主要是由肺炎链球菌引起的。肺炎链球菌在支气管内增殖，出现肺泡内弥漫性纤维素渗出引发急性炎症。

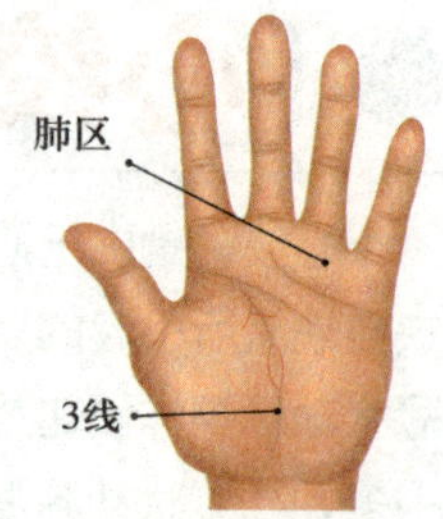

自觉症状

临床上起病急骤，常以高热、恶寒开始，继而出现胸痛、咳嗽、咳铁锈色痰、呼吸困难。病程大约一周，体温骤降，症状即会消失。

肺炎球菌性肺炎手图特征

⊙3线被干扰且中央有岛形纹。

⊙在肺区可呈现白色或棕色的斑点。

风湿性心脏病手图特征

⊙拇指根部青筋暴露，并有“米”字纹出现。

⊙2线上有“十”字纹或“米”字纹。

⊙3线尾端可见干扰线。

⊙手指呈现鼓槌状。

风湿性心脏病

风湿性心脏病，简称风心病，是指由于风湿热活动，累及心脏瓣膜而造成的心脏病变。体现在二尖瓣、三尖瓣、主动脉瓣中有一个或几个瓣膜狭窄和（或）关闭不全。本病多发于冬春季节，寒冷、潮湿和拥挤环境下，初发年龄多在5~15岁，复发多在初发后3~5年内。

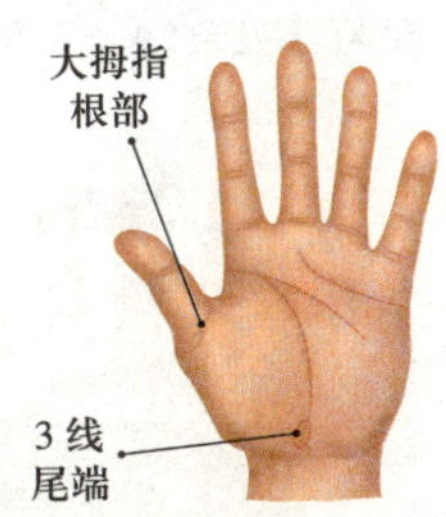

自觉症状

患病初期常无明显症状，后期则表现为心慌气短、乏力、咳嗽、肢体水肿、咳粉红色泡沫痰，直至心力衰竭而死亡。有的则表现为动脉栓死以及脑梗死而死亡。还可伴见关节红、肿胀，活动受限；少数患者在躯干或四肢的内侧皮肤可见淡红色环形红斑，中央苍白；在大关节伸侧，尤其是肘、膝及腕关节，枕骨区或胸、腰椎棘突等部可见2～5毫米大小的皮下小结，无压痛，不与皮肤粘连，可移动。

〔慢性肺源性心脏病〕

慢性肺源性心脏病是由肺组织、肺动脉血管或胸廓的慢性病变引起肺组织结构和功能异常，使肺血管阻力增加，肺动脉压力增高，从而使右心扩张、肥大，伴或不伴右心衰竭的心脏病。本病发展缓慢，临床上除原有胸、肺疾病的各种症状和体征外，主要是逐步出现肺、心功能衰竭以及其他器官损害的征象。

自觉症状

初期可出现慢性咳嗽、咳痰、气促，活动后可感心悸、呼吸困难、乏力和劳动耐力下降。部分患者因肺气肿使胸膜腔内压升高，阻碍腔静脉回流，可见颈静脉充盈。发展至后期可表现为呼吸衰竭，可伴有心力衰竭。

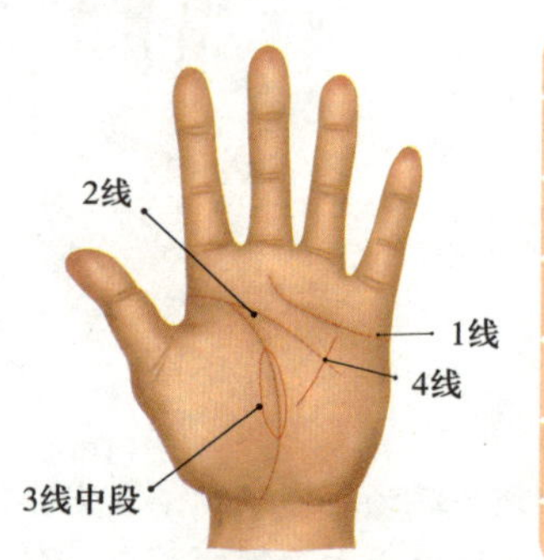

慢性肺源性心脏病手图特征

- ⊙2线上有深的“十”字纹或岛纹。
- ⊙3线有干扰线切过，多在中段。
- ⊙4线上有岛纹并延至1线。
- ⊙1线上有干扰纹。

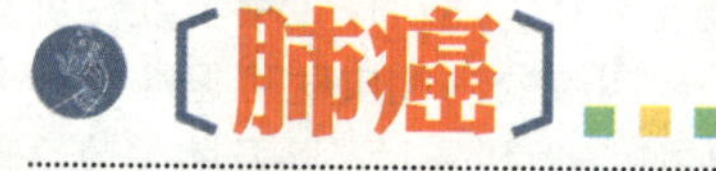

〔肺癌〕

肺癌是最常见的肺原发性恶性肿瘤，绝大多数肺癌起源于支气管黏膜上皮，故也称支气管肺癌。

自觉症状

肺癌在早期无特殊症状，仅为一般呼吸系统疾病所共有的症状，如咳嗽、痰带血、低热、胸痛、气闷等。晚期可见面颈部水肿、声嘶、胸水、气促等，并随病灶转移之处出现相应症状。

肺癌手图特征

⊙3线、5线有岛形纹出现。

⊙肺区、支气管区有“米”字、“井”字纹，或见凸起的斑点，无光泽。

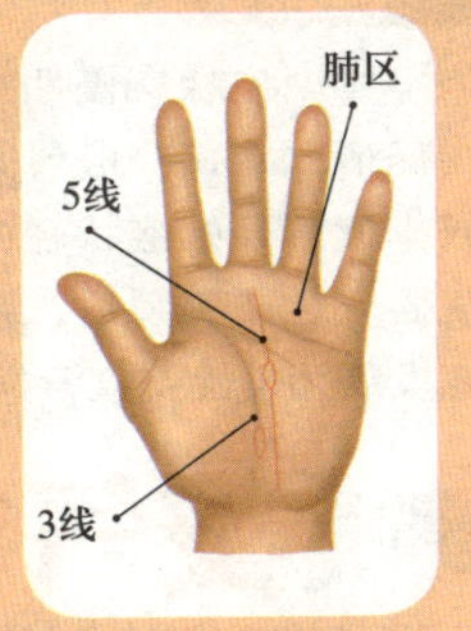

〔慢性支气管炎〕

慢性支气管炎是由于感染或非感染因素引起的气管、支气管黏膜及其周围组织的慢性非特异性炎症。其病理特点是支气管腺体增生、黏液分泌增多。多缓慢起病，病程较长，反复急性发作而加重。

慢性支气管炎手图特征

⊙无名指与中指下的1线上方有羽状纹或方形纹，亦可见“井”状纹、三角形纹。

⊙支气管区可出现“井”状纹或白色突起，或偏红的斑。

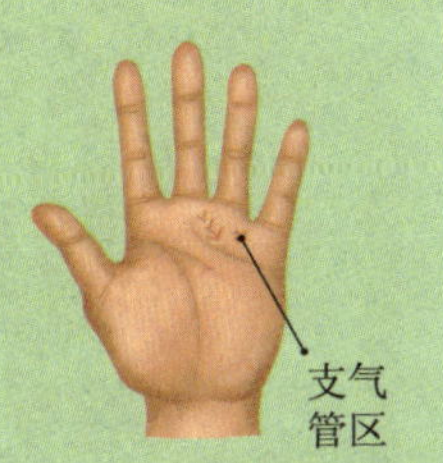

自觉症状

典型症状有慢性咳嗽、咳痰、喘息或气急。咳嗽严重程度视病情而定，一般晨间咳嗽较重，白天较轻，晚间睡前有阵咳或排痰。开始症状轻微。若吸烟、接触有害气体、劳累过度、气候变化或感冒后，则加重。或由上呼吸道感染迁延不愈，演变发展为慢性支气管炎。

〔支气管哮喘〕

支气管哮喘是气管慢性炎症性疾病，这种慢性炎症与气管高反应性相关，通常出现广泛多变的可逆性气流受限，并引起反复发作性的喘息、气急、胸闷或咳嗽等相关症状，常在夜间和清晨发作、加剧，多数患者可自行缓解或经治疗缓解。

自觉症状

典型的表现是发作时伴有哮鸣音的呼气性呼吸困难。严重者可被迫采取坐位或呈端坐呼吸，干咳或咯大量白色泡沫痰，甚至出现发绀等。早期患者多数以发作性咳嗽和胸闷为主要表现。

支气管哮喘手图特征

⊙有9线、10线出现

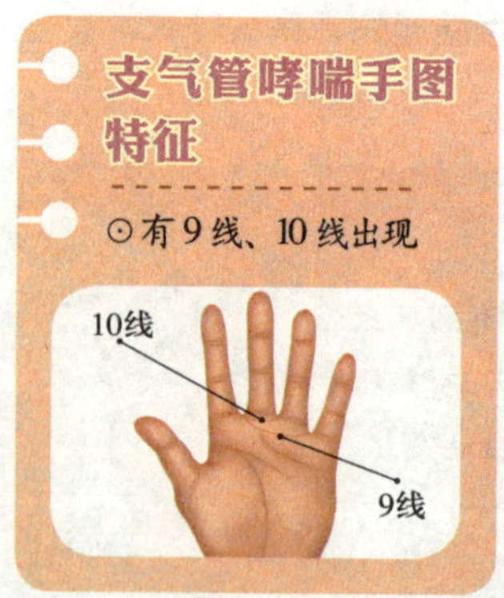

流行性感冒手图特征

⊙3线有胚芽毛状纹

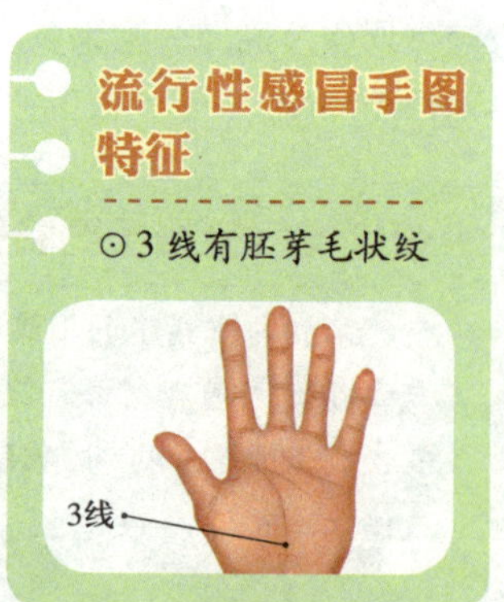

流行性感冒

流行性感冒是流感病毒引起的急性呼吸道感染，是一种传染性强、传播速度快的疾病。

自觉症状

急起高热、全身疼痛、显著乏力和轻度呼吸道症状。秋、冬季节是高发期。

咽炎

咽炎，是指咽黏膜及其淋巴组织炎症，常由受凉、劳累等诱发，主要致病原为病毒、链球菌及流行性感冒杆菌，分急性咽炎和慢性咽炎。

急性咽炎：由细菌或病毒感染引起，冬春季常见，多继发于上呼吸道感染，各年龄均可发病。

自觉症状

发病急，有发热、头痛、疲乏、食欲不振等症状。咽部干痒，灼痛，吞咽时加重。严重者可有明显的耳痛。

急性咽炎手图特征

⊙ 咽区出现红、黄色青暗斑点，按之则消。症状重时，斑点光亮而明显。

慢性咽炎：咽黏膜的慢性非特异性炎症，多由急性咽炎治疗不彻底而反复发作转化而成，各种鼻病及全身慢性疾病，如贫血、便秘、心血管疾病等也可继发本病。

自觉症状

自觉咽部不适，如干燥、灼热、微痛、刺痒、异物感等。易干呕，说话稍多，食用刺激性食物后，疲劳或天气变化时加重，呼吸及吞咽均畅通无阻。

慢性咽炎手图特征

⊙ 中指下有一条与1线平行的6线，且食指、中指二指下掌面处有杂乱的“丰”“丫”字纹，颜色多偏红。

⊙ 咽区有“井”字纹、凸起的白色斑块或暗紫色斑。

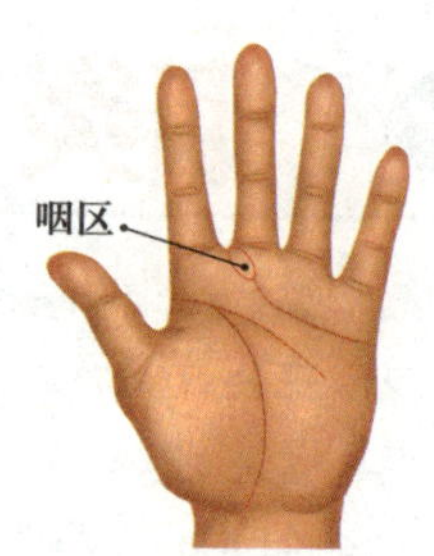

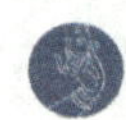

〔喉炎〕

喉炎是喉黏膜及黏膜下层组织的炎症。常与咽炎并发。

自觉症状

自觉喉部有痰液附着，不易咳出，常有干燥不适感，并可伴有剧烈咳嗽及喉部肿胀。

喉炎手图特征

⊙ 双手掌食指、中指二指缝掌面处均有方形纹，且此类患者掌纹生命线与智慧线起点交会处多呈链状交织。

〔肺气肿〕

肺气肿是指终末细支气管远端（呼吸细支气管、肺泡管、肺泡囊和肺泡）的气道弹性减退，过度膨胀、充气和肺容积增大或同时伴有气道壁破坏的病理状态。

自觉症状

早期可无症状或仅在劳动、运动时自觉气短。随着病情的发展，呼吸困难会随之加重。此外还可有乏力、体重下降、食欲减退、上腹胀满等症状，多数患者还有咳嗽、咳痰的症状。

肺气肿手图特征

⊙双手地纹（生命线）呈现长珠纹。

⊙健康线断断续续，不连贯。

⊙第二火星平原（兑位）出现纵细纹，或出现枝形纹。

⊙小指指根掌丘出现杂乱的细纹。

⊙人纹（智慧线）及地纹（生命线）出现星纹。第二掌骨桡侧上肢以及肺心穴区段有压痛感。

⊙天纹（感情线）末端出现鱼刺状纹。

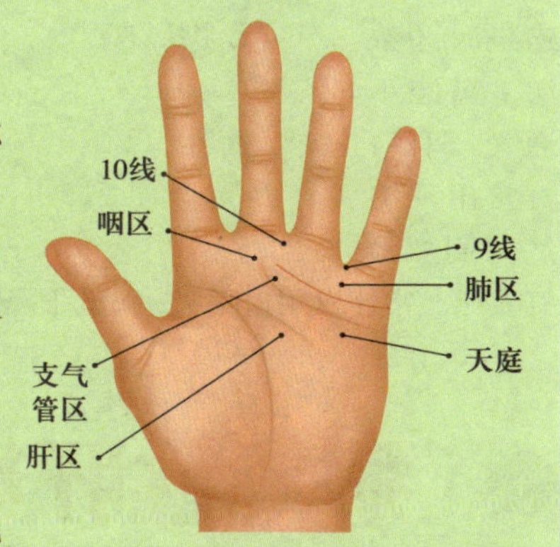

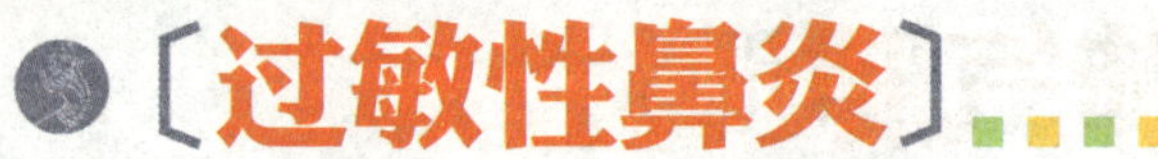

过敏性鼻炎

过敏性鼻炎又称变应性鼻炎，是鼻腔黏膜的变态反应性疾病，并可引起多种并发症。另有一型由非特异性的刺激所诱发、无特异性变应原参加、不是免疫反应过程，但临床表现与变应性鼻炎相似，被称为血管运动性鼻炎或神经反射性鼻炎。

自觉症状

其症状表现为眼睛发红发痒及流泪；鼻痒，鼻涕多，多为清水涕，感染时为浓涕；鼻腔不通气，耳闷；时常出现突然和剧烈地打喷嚏。常伴发用口呼吸、嗅觉下降或者消失、头昏头痛等症状。

过敏性鼻炎图特征

⊙有9线出现。

⊙鼻区有暗青色斑点，无明显凸起，且多有方形纹出现。

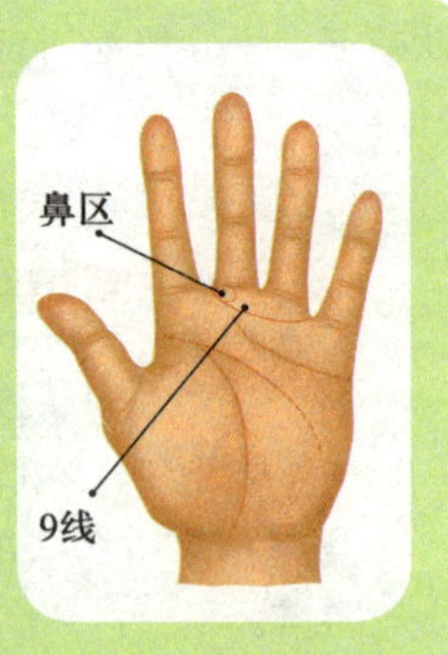

病毒性肝炎

病毒性肝炎是由肝炎病毒所引起的一种消化道传染病，其主要病变为肝细胞变性、坏死及肝脏间组织炎性浸润。由于病原体不同，本病可分为甲、乙、丙、丁、戊五型肝炎。

自觉症状

出现持续几天以上的，无其他原因可解释的症状，如乏力、食欲缺乏、恶心、厌油腻、腹胀、便溏、肝区痛、尿黄、发热等，可怀疑患有肝炎，尤其是肝脏肿大且有压痛及（或）叩痛，并有轻度脾肿大者，应及时去医院确诊。

病毒性肝炎手图特征

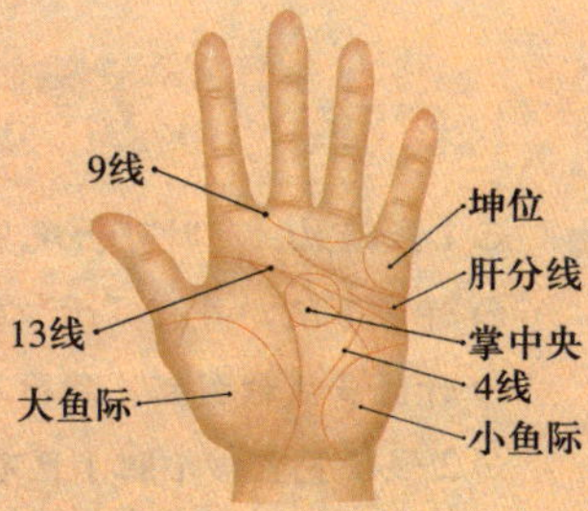

⊙ 病毒性肝炎传染期：小指根部（坤位）皮肤颜色暗黑，1、2、3线呈黄褐色，4线变得模糊不清。

⊙ 患者手掌中干扰线出现，与3线相交。

⊙ 部分患者有9线或肝分线，甚者出现13线。

⊙ 掌色发黄有光泽者发病时期短，病情尚轻，掌色灰暗无光泽者病情重。

⊙ 掌中央为青暗色，且中间色淡白无光。

⊙ 发病初期，掌色晦暗。大小鱼际处有青暗凸起，按之有酸楚疼痛感。

〔肝硬化〕

一种常见的慢性肝脏疾病。其病理改变是肝细胞的变性和坏死，继而发展为弥漫性的纤维化，肝实质细胞形成再生结节，肝小叶结构改建，由纤维间隔分成若干假小叶。

自觉症状

早期自觉乏力，食欲缺乏、腹部胀满疼痛、消瘦、腹泻，见面色晦暗，不明原因的低热或轻微黄疸。中晚期有腹水、肝脾肿大，伴随上消化道出血。

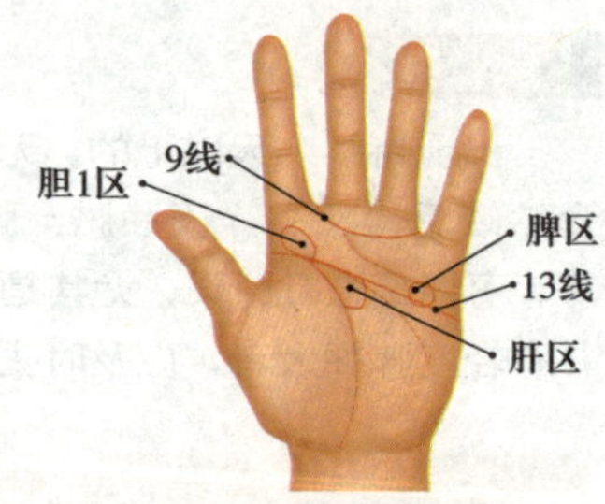

肝硬化手图特征

⊙1线断裂，有时可出现9线或13线。
⊙肝区下陷，并有"十"字状纹，内有青白色斑点。
⊙肝区3线被截断，巽位有方形纹，出现肝掌。
⊙2线位置上移；胆1区有紫暗色斑点。
⊙掌色青暗，同时可伴有脾区颜色改变。

〔胆石症〕

胆道系统（包括胆囊和胆管）的任何部位产生结石，引起剧烈的腹痛、黄疸、发热等症状，称为"胆石症"。按结石发生的部位，可分为胆囊结石、肝外胆管结石和肝内胆管结石。

自觉症状

胆总管结石可出现夏柯三联征——右上腹部绞痛，寒战高热，黄疸。梗阻严重时大便可呈陶土色，体征是剑突下偏右有深压痛，肝区有叩痛。

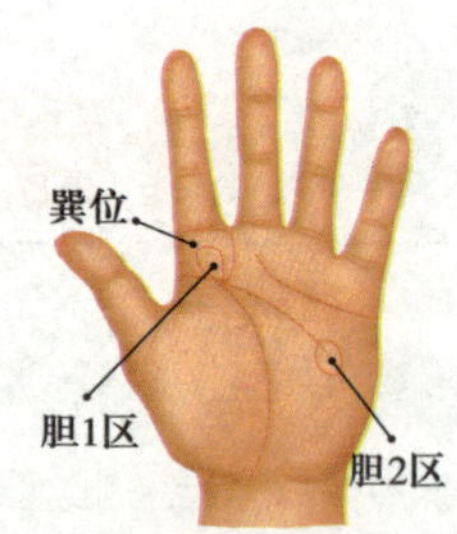

肝内胆管结石会出现胸背和上腹部持续胀痛，患者多无黄疸，合并感染时可出现寒战高热。可出现肝区肿大和叩击痛。

胆囊结石在无梗阻或是无炎症时仅有轻微的消化道症状，出现感染时右上腹会感到阵发性绞痛，并伴有恶心呕吐等症状。

胆石症手图特征

⊙巽位掌纹紊乱呈网状。

⊙胆1区凹陷,有“井”“米”“田”字纹，另有红、白斑点。

⊙胆2区可有“米”字纹。

〔胆囊炎〕

胆囊炎是胆囊炎症性疾病。急性胆囊炎由化学性刺激和细菌感染引起；慢性胆囊炎是指胆囊慢性炎症性病变，病情常迁延不愈，反复发作。

自觉症状

右上腹持续性疼痛、阵发性加剧，可向右肩背放射；常伴发热、恶心呕吐，但寒战少见，黄疸轻。腹部检查发现右上腹饱满，胆囊区腹肌紧张、明显压痛、反跳痛。

胆囊炎手图特征

⊙胆1区纹理紊乱，呈网状。可出现“十”“口”等形状纹。

⊙胆2区有白色或淡红色、暗黄色的斑点。斑点呈白色，则肝区色暗，胁肋有胀痛或刺痛。斑点呈潮红或白亮色，则有胁痛、腹胀感。

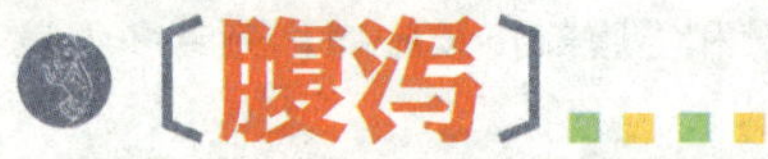

腹泻

腹泻是一种常见症状，是指排便明显超过平日习惯的频率，粪质稀薄，水分增加，每日排便量超过200克，或含未消化食物、脓血、黏液。腹泻常伴有排便急迫感、肛门不适、失禁等症状。

自觉症状

腹泻是很多疾病的一个共同表现，可伴有呕吐、发热、腹痛、腹胀、黏液便、血便等症状。

腹泻手图特征

⊙ 小鱼际区和1线小指指根段的近侧（兑宫处）出现“井”字形纹。

⊙ 3线内侧可有副线出现。

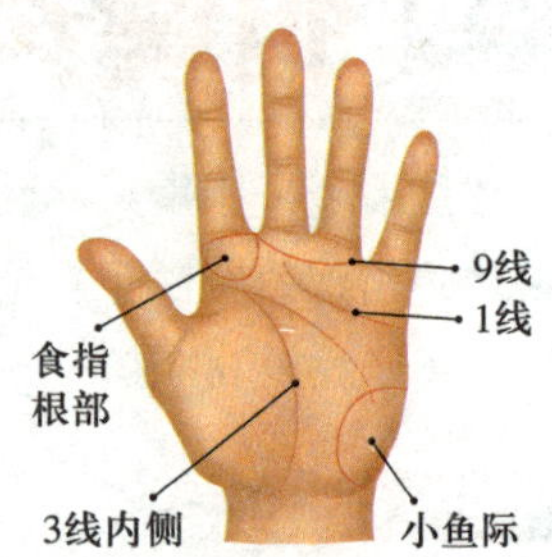

胃溃疡

发生于胃部的慢性溃疡，是一种多发病。溃疡的形成多因胃部黏膜的保护功能降低，不能抵抗胃酸和胃蛋白酶的消化作用而引起。

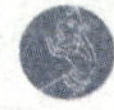

自觉症状

慢性、周期性、节律性上腹痛是胃溃疡的主要症状，并伴有胃肠道症状及全身症状，如嗳气、反酸、胸骨后烧灼感、流涎、恶心、呕吐、便秘等，这些症状可单独或伴疼痛出现。部分患者有失眠、多汗等自主神经功能紊乱症状。

胃溃疡手图特征

⊙2线平直，有分叉，不圆滑。

⊙胃1区有"米"字纹及长叶状岛纹，可出现红色斑点。

⊙胃2区可有局部性凸起，其皮下呈暗黄色或灰褐色，所在位置与溃疡所在的胃部位置相对应。

⊙皮下有色素沉着，但皮肤无凹凸不平感，提示曾有胃溃疡史，现已好转。

⊙胃2区有斑点：①斑点色白：一般为胃胀痛。②斑点色红：一般为胃灼痛。③斑点色萎黄：一般为胃隐痛。④斑点色暗青：一般为上腹刺痛。

胃1区
2线
胃2区

〔十二指肠溃疡〕

十二指肠溃疡是消化性溃疡的一种。其发病多由迷走神经功能亢进、壁细胞分泌盐酸量过多，损耗十二指肠局部黏膜，使保护功能减退，不能有效抵抗胃酸、胃蛋白酶等酸性胃液所导致。

自觉症状

上腹部疼痛，可为钝痛、灼痛、胀痛或剧痛，也可表现为仅在饥饿时隐痛不适。典型者表现为轻度或中度剑突下持续性疼痛，可被制酸剂或进食缓解。临床上约有2/3的疼痛呈节律性：早餐后1～3小时开始出现上腹痛，如不服药或进食则要持续至午餐后才缓解。食后2～4小时又痛，也需进餐来缓解。

十二指肠溃疡手图特征

⊙胃1区有“米”字纹与长叶状小岛纹，伴有黄色、白色斑点。

⊙胃2区也可出现“米”字纹。

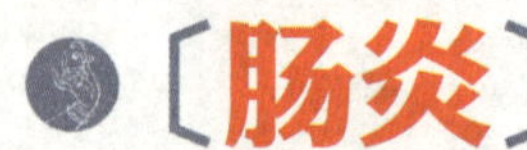

〔肠炎〕

肠炎是细菌、病毒、真菌和寄生虫等引起的胃肠炎、小肠炎和结肠炎。临床表现有恶心、呕吐、腹痛、腹泻、排稀水便或黏液脓血便。部分病人可有发热及里急后重感觉，故也称感染性腹泻。肠炎按病程长短不同，分为急性和慢性两类。

自觉症状

恶心、呕吐、腹泻是急性胃肠炎的主要症状。

肠炎手图特征

⊙小鱼际区、掌底和手腕处呈现圆形或椭圆形的青黑色斑块。

⊙小鱼际区和1线小指指根段的近侧（兑宫）出现“井”字纹，是易患或已患肠炎、腹泻的征兆。

⊙指甲表面出现棕色纵纹，由甲尖向甲根部延伸。

⊙手掌尺侧缘肌肉塌陷，皮肤皱纹多，常是慢性肠炎、腹泻导致脱水所致。

⊙3线桡侧可有副线。

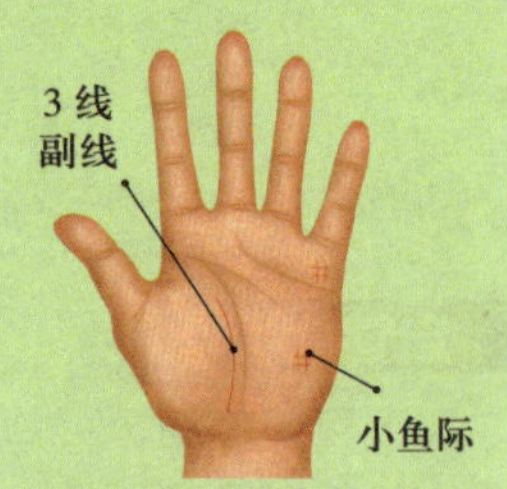

慢性浅表性胃炎

慢性浅表性胃炎是指胃黏膜的慢性浅表性炎症，约占慢性胃炎的80%。

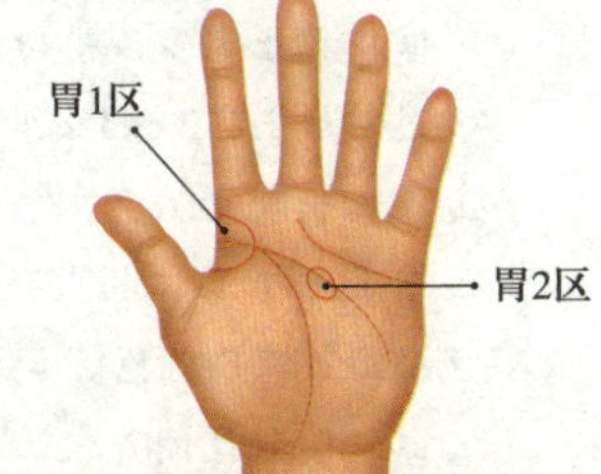

自觉症状

表现为饭后上腹部感觉不适，有胀闷及压迫感，嗳气后症状可缓解，有时还有恶心、呕吐、泛酸及一时性胃痛，且常以胃窦部最为明显。

慢性浅表性胃炎手图特征

⊙胃 1 区有窄长细叶状小岛纹，或有“十”字纹、“井”状纹，并有细小杂乱的干扰线或有红白间杂的斑点。

⊙胃 2 区有疏浅的斑点，偏青暗。

慢性萎缩性胃炎

慢性萎缩性胃炎是慢性胃炎的一种类型，呈局限性或广泛性的胃黏膜固有腺萎缩（数量减少，功能减低），常伴有肠上皮化生及炎性反应，其诊断主要依靠胃镜发现和胃黏膜活组织检查的病理所见。

自觉症状

临床表现为食欲减退、恶心、嗳气、上腹部饱胀或钝痛，少数病人可发生上消化道出血、消瘦、贫血、脆甲、舌炎或舌乳头萎缩等。

慢性萎缩性胃炎手图特征

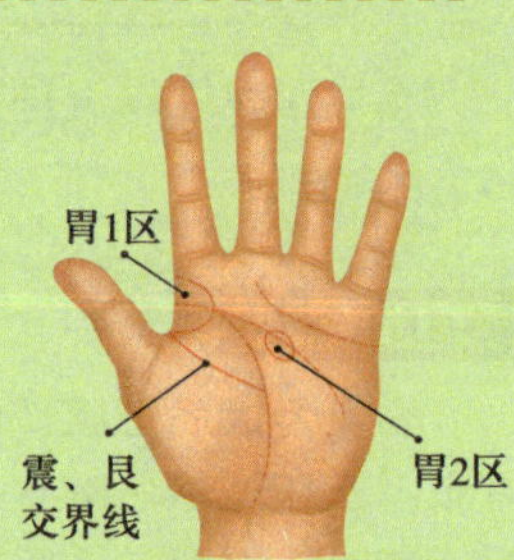

- ⊙ 地纹和人纹起端同时有障碍线穿过。
- ⊙ 健康线被分成很多小段。
- ⊙ 掌中褶上有多条横切的障碍线。
- ⊙ 过敏线上有2～3条纵深的障碍线。
- ⊙ 掌心出现青黑色。
- ⊙ 食指手背第二指关节桡侧呈现紫色瘀斑或有压痛感。
- ⊙ 第二掌骨桡侧胃穴区有压痛。

〔脂肪肝〕

脂肪肝是指各种疾病引起的肝细胞内过量脂肪堆积。分为轻度、中度、重度三种。脂肪肝并不是一个独立的疾病，临床表现也有很大差异。当脂肪沉积引起结构和成分改变时，可影响其功能。脂肪肝并不只是酒精及药物和营养过剩所致，极端的营养不足也可引起脂肪肝。

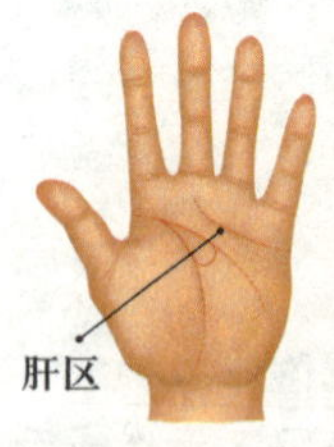

脂肪肝手图特征

- ⊙ 掌部丰满，色泽红润，或有红白相间的斑点。
- ⊙ 肝区扩大，内有脂肪隆起或出现“十”字纹。
- ⊙ 食指指根掌丘（巽宫）处出现一条弓背朝向掌心，由虎口处向第1指间区的弧形障碍线。
- ⊙ 健康线纹理不清，细弱或有中断。

自觉症状

初期并无自觉症状，严重者可引起全身倦怠感及疲劳感、食欲不振等。部分患者可用指头按压右侧肋骨的弓状弯曲部位，能触摸到肿大的硬块。

〔胃下垂〕

胃下垂指由于胃肌层张力低下及周围组织弛缓无力，使胃体小弯弧线最低点降至髂嵴连线以下或十二指肠球部向左偏移的一种常见疾病。

自觉症状

上腹脘痛，进食后胀满，自觉胃部下坠、肠鸣等是其主要症状，并常伴有便秘、腹泻或交替性便秘、腹泻，便形异常。偶尔可伴有眩晕、乏力、心悸、失眠、体位性低血压。严重者上腹部出现凹陷，可扪及强烈的主动脉搏动，下腹部突出，常有振水音。

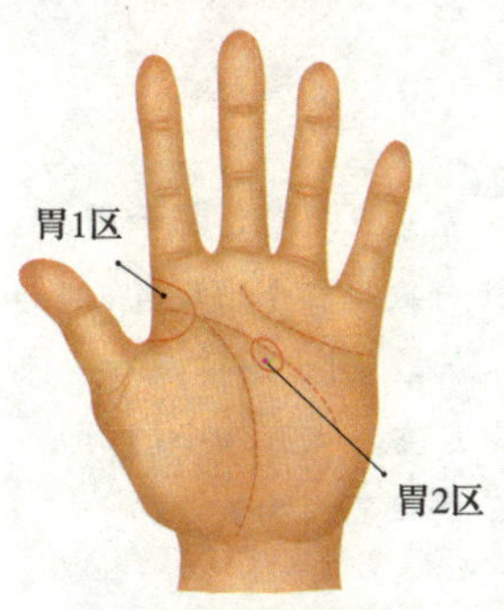

胃下垂手图特征

⊙十指瘦长，且手指与掌面比例不协调。

⊙人纹短细、色淡，和地纹同被障碍线穿切。

⊙地纹起端及桡侧(胃 1 区)呈片状青黑色。

⊙5 线有岛形纹。

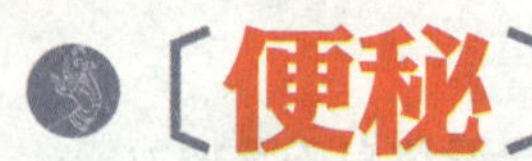

便秘

便秘是多种疾病的一种症状，而不是一种病。对不同的病人来说，便秘有不同的含义。导致便秘的原因很多，摄食种类、生活习惯、环境因素、精神状态等都可以影响排便习惯。

自觉症状

常见症状是排便次数明显减少，2 ～ 3 天或更长时间一次，无规律，粪质干硬，排便困难。同时便秘者会感到疲劳、乏力，腹部胀满，面色渐成紫色，常伴有口臭。还会出现腰背痛，特别是腰骶部痛。

便秘手图特征

⊙手掌有静脉怒张者是肠内有粪便停滞的表现。右手指部有青筋浮起，提示升结肠处有粪便停滞；右手掌部有青筋浮起，提示盲肠部有滞便；左手指处有青筋浮起，提示降结肠部有粪便停滞；左手掌部有青筋浮起，提示乙状结肠有粪便停滞。

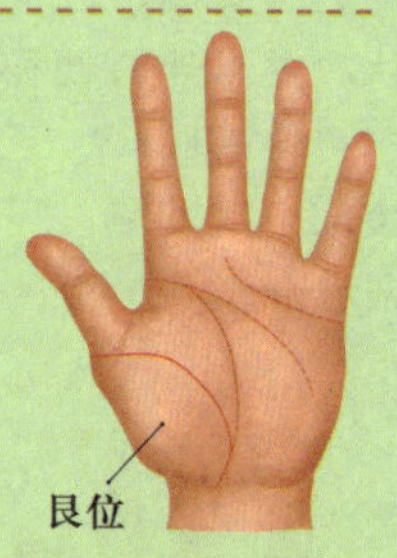

⊙艮位呈青蓝色或可出现静脉曲张，左手出现者，提示排便次数少，二三日或更长时间才排便一次；右手出现者，提示大便次数较正常，但粪质干燥、坚硬，排出困难。

⊙3 线上有多条支线。若 3 线上既有分支，又有细小的副线形成，还伴有掌部颜色变化，提示便秘已影响健康，并继而引发多种疾病。

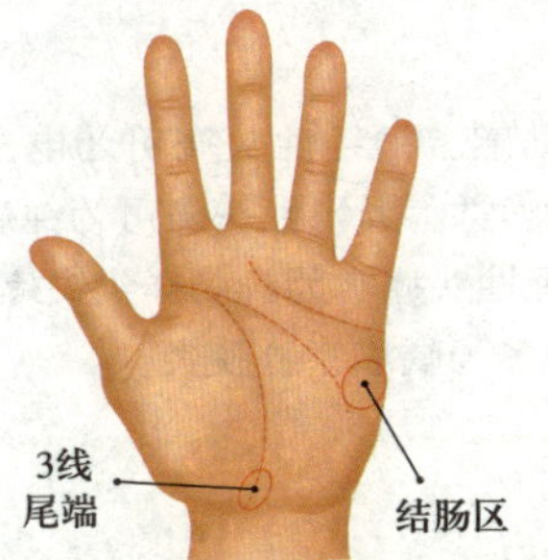

痔疮手图特征

⊙3线有细长的岛形纹。

⊙半数痔疮患者有便秘史，故可有便秘掌纹特征。

〔痔疮〕

人体直肠末端的黏膜下和肛管皮肤下的静脉丛，发生扩张和屈曲，形成柔软静脉团，称为痔。痔核位于肛门里面黏膜的称内痔，位于肛门内侧称外痔，二者都有的称混合痔。

自觉症状

内痔一般不痛，以便血、痔核脱出为主要症状，严重时会喷血，痔核脱出后不能自行还纳，常伴有大便困难、便后擦不干净、坠胀感等。

〔头痛〕

头痛是临床上常见的症状之一，通常是指局限于头颅上半部，包括眉弓、耳轮上缘和枕外隆突连线以上部位的疼痛。头痛的原因繁多，其中有些是严重的致命疾患，但病因诊断比较困难。

自觉症状

血管性头痛多为胀痛、有搏动感。神经性头痛可为电击样或针刺样疼痛，或局部可有火灼样感觉。紧张性头痛可为钝痛，有重压、箍缩感。耳源性头痛、齿源性头痛常为针刺样尖锐疼痛。功能性头痛可变化多端。强烈钝痛多为脑瘤、脑膜炎。

头痛手图特征

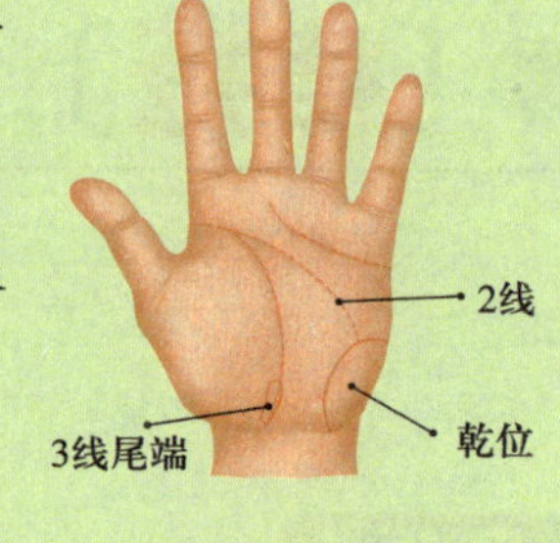

⊙神经性衰弱型头痛：①2线变浅，畸形，尾端可有分支，2线可延长至乾位。②3线尾端分叉。③无名指指根掌丘纵线（太阳线）的远心端出现星状纹，尤其是双手掌同时出现者多为神经质患者。

⊙外伤性头痛：2线断裂，变浅，有方格纹或三角形纹、岛纹。

⊙血管性头痛：①2线上有“米”字纹、方形纹、三角纹以及岛纹。②2线断裂或变浅，可呈现锁链状。③1线断裂且与2线连接。

⊙原因不明的头痛：①多见于少掌纹或可出现贯通线。②白色出现在中指根横纹处提示头痛。如果整个区域均为白色，提示为全头痛。指根横纹中间显示为白色，为前额及巅顶痛。③白色区域里伴有青色、紫色或紫暗色血管出现，提示为气滞头痛。④2线上出现黑色斑点者，提示可有脑瘤存在。

失眠

失眠，又称入睡和维持睡眠障碍，中医学又称其为“不寐”，是指无法入睡或无法保持睡眠状态，即经常不能获得正常睡眠，导致睡眠不足的一种病症。由各种原因引起入睡困难、睡眠深度或频度过短（浅睡性失眠）、早醒及睡眠时间不足或睡眠质量差等。

自觉症状

入睡困难，即使能够入睡，也不能熟睡；睡眠时间减少，或者容易早醒，醒后无法再入睡；或者频频从噩梦中惊醒，自感整夜都在做噩梦，睡过之后精力没有恢复。

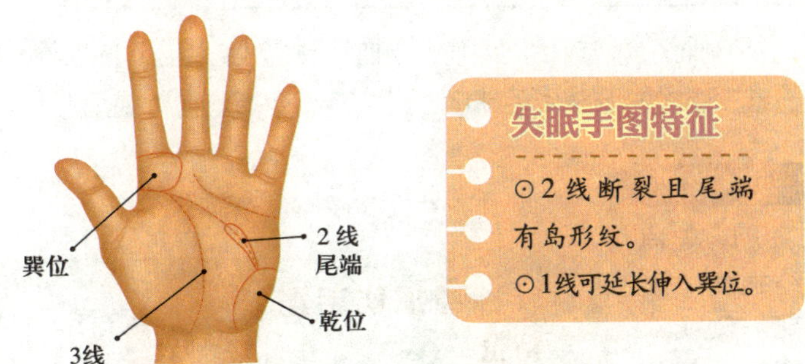

失眠手图特征

⊙2线断裂且尾端有岛形纹。

⊙1线可延长伸入巽位。

躁郁症

躁郁症，一般而言是指个体有时出现忧郁的症状，有时又出现狂躁的症状。

自觉症状

躁狂病：情绪过度兴奋、愉悦；精力充沛，不觉得需要睡眠；易怒、喜争论，易与人起冲突。

抑郁病：情绪低落，表情忧愁；失眠、早醒或易惊醒；食欲减少、性欲减退；反应迟钝、动作减少；绝望、有罪恶感；有自杀意念或企图。

躁郁症手图特征

⊙各型通贯掌频率增多。

⊙3线出现羽毛状纹。

⊙右手大的W形纹增多。

⊙桥贯手、皱纹手出现。

⊙5线出现岛形纹。

〔脑神经损伤〕

脑神经损伤包括脑外伤、脑血管硬化（脑溢血、脑血栓）后遗症、脑炎与脑膜炎后遗症、脱髓鞘病变等脑血管病后遗症。

自觉症状

1. 嗅神经损伤：出现一侧或双侧嗅觉部分或完全丧失。

2. 视神经损伤：出现视力下降，直接光反射消失，

脑神经损伤手图特征

⊙1线有岛形纹。

⊙2线畸变，伸向乾位，尾端可有多条分叉。

⊙3线断裂，尾端可有箭头样分叉。

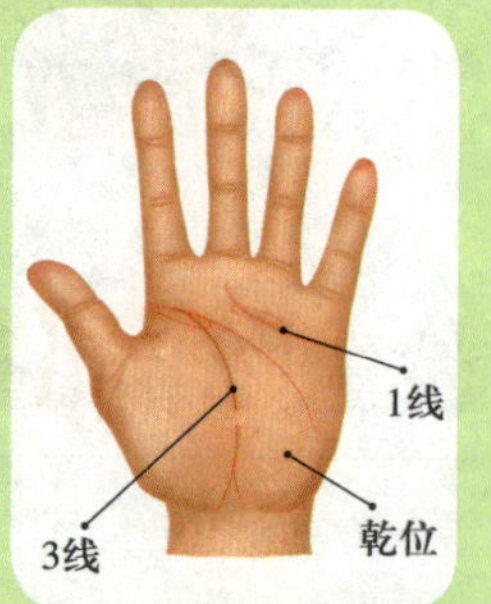

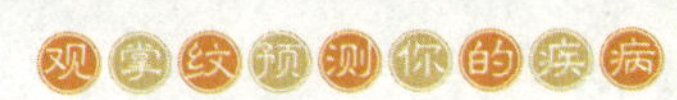

间接光反射正常的症状。若视交叉部受损，可出现双眼视力受损。

3. 动眼神经损伤：出现复视、上睑下垂、瞳孔散大、光反射消失、眼球偏向外下方的症状。

4. 滑车神经损伤：向下凝视时可出现复视症状。

5. 外展神经损伤：可致受损侧眼球外展受限、眼球内斜。

6. 三叉神经损伤：可见角膜反射消失、面部感觉障碍，偶有三叉神经痛。

7. 面、听神经损伤：有面部瘫痪、同侧舌前 2/3 味觉丧失、角膜炎、耳鸣、眩晕、神经性耳聋等表现。

神经痛

神经痛是神经科常见症状之一，此种疼痛是指在没有外界刺激的条件下感到的疼痛，又称为自发痛。按病变的部位可分为周围神经性痛和中枢神经性痛。

自觉症状

疼痛沿神经走向分布，可以转瞬即逝，也可以是慢性的症状，表现形式多样，症状包括疼痛、刺痛及触觉过敏或患部的神经失去感觉、患部红肿。

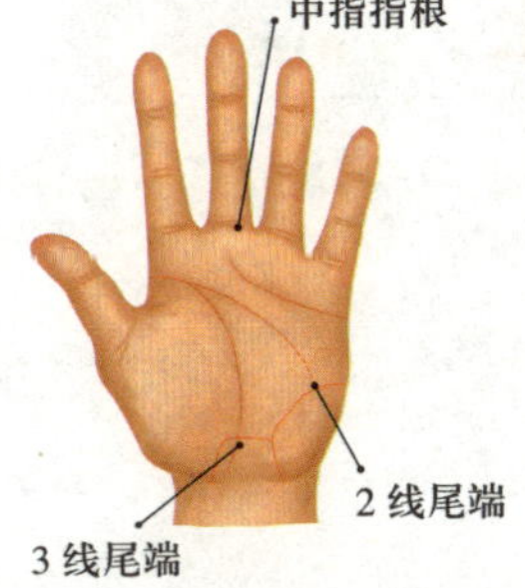

神经痛手图特征

⊙2 线尾端有“十”字纹。

⊙3 线尾端有多条分支。

⊙ 中指指根掌丘隆起，且有乱细纹。

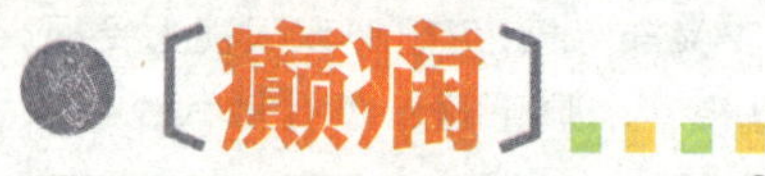

癫痫

癫痫是由多种因素引起的一种慢性脑功能障碍性疾病。以反复出现大脑神经元过度放电而导致的暂时性中枢神经系统功能失常为特征，以肌肉抽搐或意识丧失为重要临床特征。

自觉症状

常见症状是惊厥，轻微发作者多表现为发呆，行为异常，感觉障碍或精神异常，并伴发头痛、腹痛、呕吐等症状。严重者，可有突然意识丧失，四肢抽搐。

癫痫手图特征

⊙癫痫病部分患者可有通贯掌。

⊙1、2、3 线变浅，部分患者可呈少纹掌。

⊙2、3 线呈锁链状纹。

⊙部分患者 2 线上有两个明显的“十”字纹。

⊙手掌部平直、僵硬。

神经官能症

神经官能症有多种，常见的有心脏神经官能症和胃肠神经官能症。

心脏神经官能症：是神经官能症的一种特殊类型，临床表现以心血管系统功能失常为主，常与精神因素有密切关系。

自觉症状

常表现为心悸、失眠、多梦、记忆力减退、注意力不集中等精神症状。

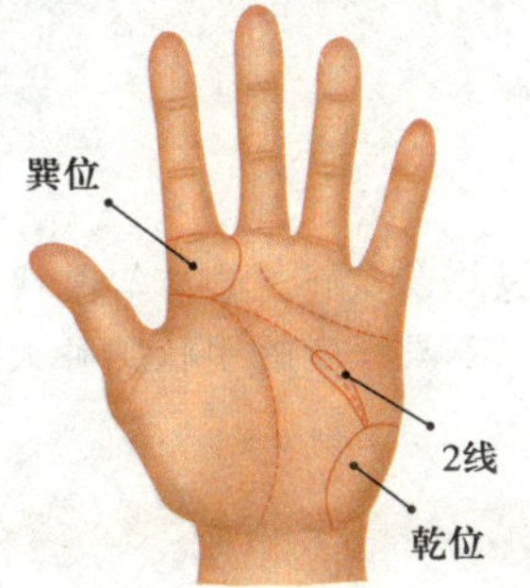

心脏神经官能症手图特征

⊙1线延长深入巽位，2线垂向乾位，2线尾端可有大岛纹。

胃肠神经官能症：又叫作胃肠道自主神经功能紊乱，是一组胃肠综合征的总称，常和精神因素有关。

自觉症状

主要表现为胃肠道涉及进食和排泄等方面的不正常，比如恶心、呕吐、嗳气、泄泻等。

9线
1线
乾位

胃肠神经官能症手图特征

⊙1线过长而且延伸，流入食指和中指缝内或者直达食指根部。

⊙2线下垂向乾位伸展。

⊙多会出现9线。

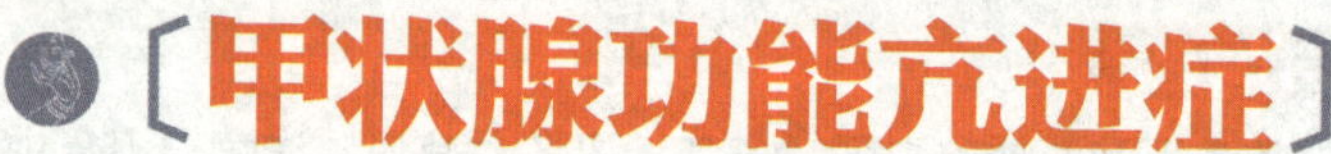

甲状腺功能亢进症

是由多种原因引起的甲状腺激素分泌过多所致的一组常见的内分泌性疾病。

自觉症状

主要临床表现为多食、消瘦、畏热、多汗、心悸等高代谢症候群，神经和血管兴奋性增强，以不同程度的甲状腺肿大和眼突、手颤等为特征。

甲状腺功能亢进症手图特征

⊙在9线的金星环中央有岛纹。

⊙双手大拇指底、二指节处的掌面鼓大。

⊙5线和小鱼际处有横纹。

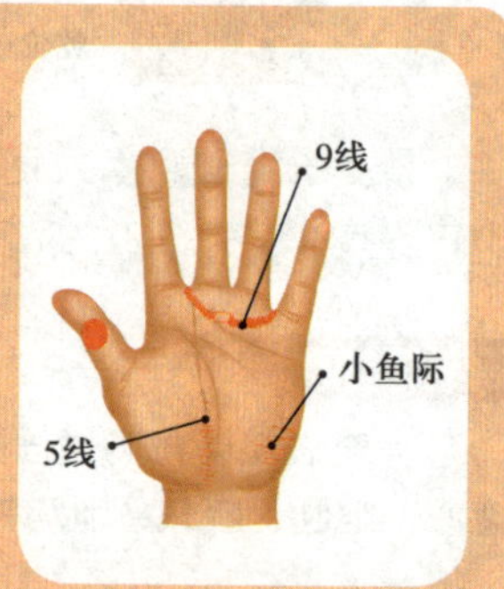

更年期综合征

更年期综合征是由雌激素水平下降引起的一系列症状。这是因为女性随着年龄的增长，卵巢功能减退、垂体功能亢进，导致机体分泌过多的促性腺激素，引起自主神经功能紊乱，从而出现一系列程度不同的症状。

自觉症状

常出现月经异常变化、面色潮红、烘热汗出，心悸、失眠、乏力、抑郁、多虑、健忘、情绪不稳定、烦躁易怒、注意力难于集中等症状。

更年期综合征手图特征

⊙三大主线上都有干扰线，而且浅细。

⊙3线下端外侧有岛形纹形成。

⊙2线上有很多细小紊乱的纵横纹理，形成了一个大三角形。

⊙食指的第二指节上有“米”状纹。

〔糖尿病〕

由各种致病因子作用于机体导致胰岛功能减退、胰岛素抵抗等引发的糖、蛋白质、脂肪、水和电解质等一系列代谢紊乱综合征。

自觉症状

早期常无自觉症状，随着病程的进展，可有多尿、多饮、多食、消瘦等表现，即典型的“三多一少”症状。

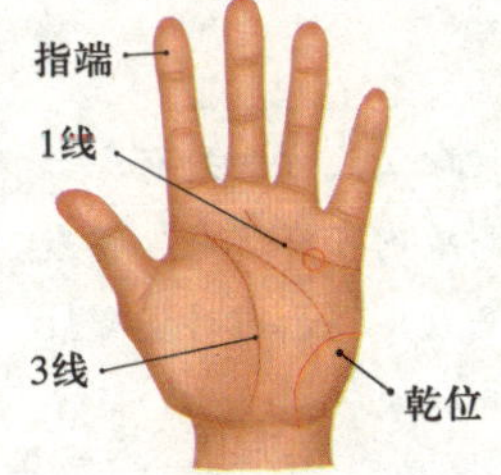

糖尿病手图特征

⊙3线有岛形纹，乾位有方形纹。

⊙在乾位有1条或3条8线出现。

⊙无名指与小指缝间的1线处有隆起或黄斑。

〔乳腺癌〕

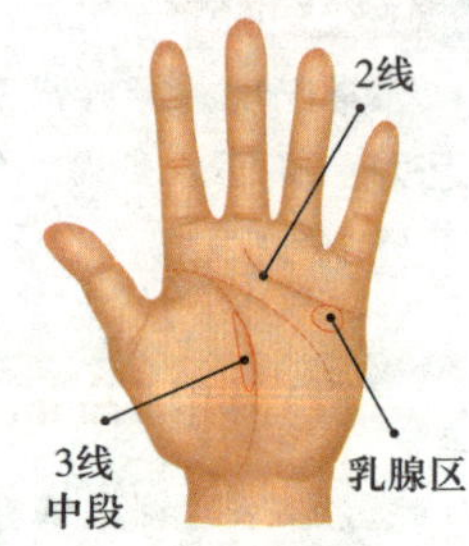

乳腺癌是女性最常见的恶性肿瘤之一。它的发病常与遗传因素有关，40～60岁以及绝经期前后的女性发病率较高。

自觉症状

乳腺出现肿块、疼痛，并有乳头溢液、乳头改变、皮肤改变，经常伴有腋窝淋巴结的肿大。

乳腺癌手图特征

⊙2线有断裂，3线中段有岛形纹，且岛纹下面会有支线延伸走向大拇指掌面内。岛纹局部颜色发黑，或者呈现枯叶色。

⊙双手4线分别有岛形纹或者线上有大“米”字纹符号，4线比掌主线粗。

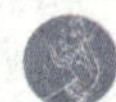

〔乳腺增生〕

乳腺增生手图特征

⊙在无名指下的手掌处，从1线下部伸向2线方向处有形似树叶状的岛纹，与1线和2线相切，岛纹内可有“米”字或者“十”字状纹路。若出现双重叶状岛纹，提示同时患有腋窝部淋巴结炎。

乳腺增生是指乳腺上皮和纤维组织的增生，乳腺组织导管和乳小叶在结构上的退行性病变及进行性结缔组织的生长，其发病原因主要是内分泌失调。

自觉症状

以乳房周期性疼痛为特征。初起为游漫性胀痛，尤其是乳房外上侧及中上部触痛较明显，于月经周期前疼痛加剧，行经后疼痛减退或消失。严重时疼痛向腋部、肩背部、上肢等处放射。

月经不调

月经不调是指月经周期、经期、经量、经色、经质等方面出现异常的一系列病症，是女性的一种常见疾病，常见于青春期和围绝经期的女性。

自觉症状

经期提前，短于 21 天，或者经期延迟 7 天以上，或者先后不定期，月经量少，甚至是点滴即净；或月经量多，淋沥不尽，行经日数超过 8 天；常伴有腰膝酸软、腹痛、腹部有下坠感等。

月经不调手图特征

⊙有青筋通过腕横纹伸向大鱼际，腕部横纹变浅、断裂。

⊙手掌发青或鲜红，可伴有斑点。

⊙3 线尾部有“米”字、“十”字纹，有凹陷。

尿路感染

分为上尿路感染和下尿路感染，上尿路感染指的是肾盂肾炎，下尿路感染指的是尿道炎和膀胱炎。尿路感染好发于女性。

自觉症状

主要症状为膀胱刺激征，即尿频、尿急、尿痛、排尿不适等。严重者可伴有全身中毒症状，如发热、寒战、头痛等。主要见于上尿路感染病人，尤其是急性尿路感染伴有尿路梗阻的病人。

尿路感染手图特征

⊙1线呈现锁链状，2线尾端有干扰纹，坤位有密集的“井”“米”状纹，并多见特别长的11线，直伸向无名指下方。

〔带下病〕

以带量多，色、质、气味异常为主要表现的妇科常见病。

自觉症状

以白带、黄带、赤白带为多见，常伴有全身或局部症状。

带下病手图特征

⊙3线行至艮位且有岛形纹。

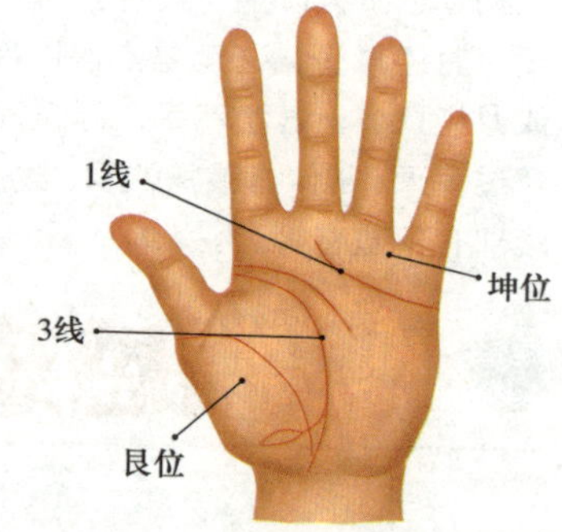

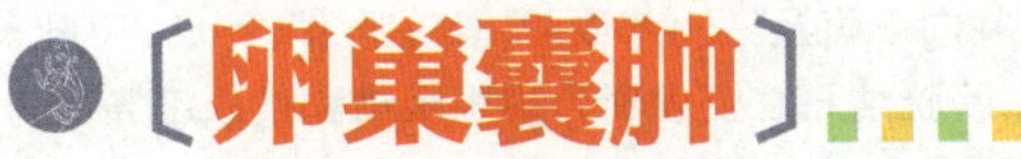

卵巢囊肿

是女性生殖器常见肿瘤，有各种不同的性质和形态，即单一型或混合型、一侧性或双侧性、囊性或实质性、良性或恶性，其中以囊性多见，恶变的概率很高。

自觉症状

小腹疼痛不适，月经不调，白带增多、颜色发黄、带有异味，小腹内可触及坚实而无痛的肿块。

卵巢囊肿手图特征

⊙3线尾端有长叶状岛纹。

⊙坎位有红或暗色斑点。

⊙卵巢区有似血管状的囊微微隆起，并有水肿感。

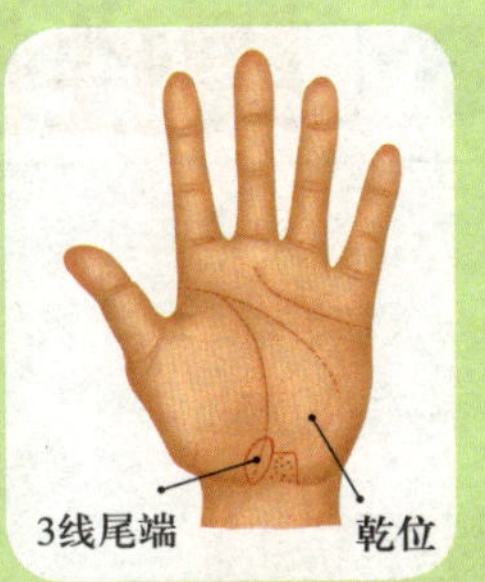

泌尿系结石

泌尿系结石是泌尿系统的常见病，可见于肾、膀胱、输尿管和尿道的任何部位，但以肾与输尿管结石最为常见。

自觉症状

肾与输尿管结石的典型表现为肾绞痛与血尿，突然出现一侧腰部剧烈绞痛，并向下腹及会阴部放射，伴有腹胀、恶心、呕吐、不同程度的血尿；膀胱结石主要表现为排尿困难和排尿疼痛。

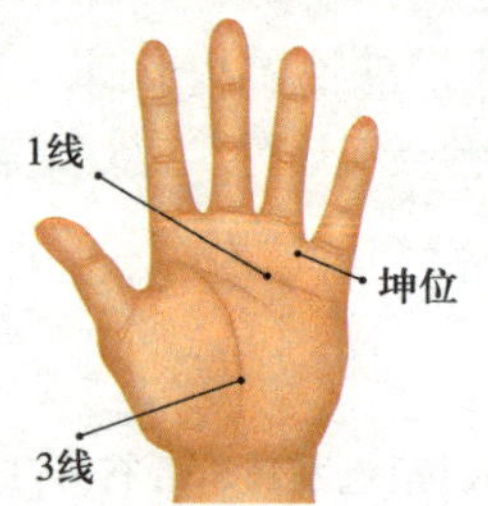

泌尿系结石手图特征

⊙3线凝敛而较短，1线呈锁链状；手掌坤位、坎宫（地丘）有三角纹、“米”字纹，提示有肾结石。

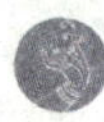

男性性功能障碍

指不能进行正常的性行为，或在性交过程中不能获得满足。性功能障碍常是因为心理因素造成的，因而在性学中常常称为性心理功能障碍。

自觉症状

常有遗精、早泄、阳痿等表现。

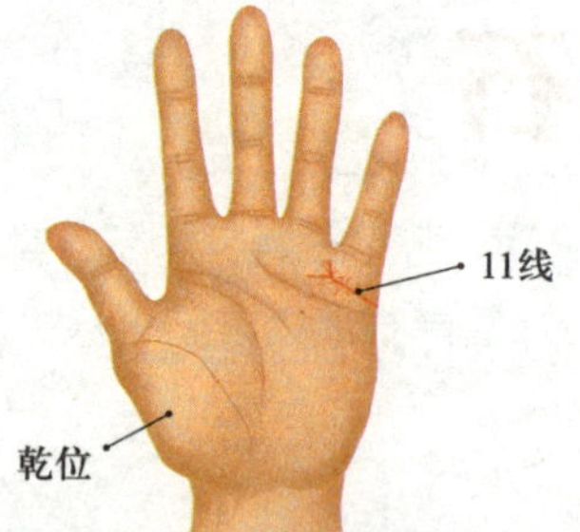

男性性功能障碍手图特征

⊙11线呈“人”字形，且有干扰线切过。

附录1 手掌八卦对应区域

手掌八卦方位，是按照“后天八卦”的方位排列的，即上南下北、左东右西，八个方位在手掌心的位置如图所示。

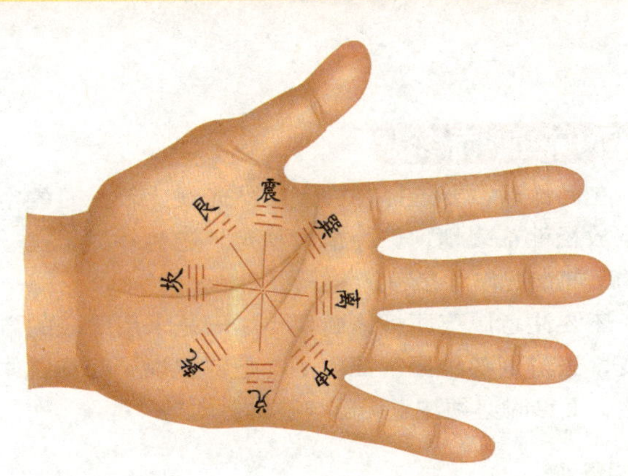

⊙手掌八卦方位图

离位：在手心的上部，中指及中指两侧指缝对应区域。

坎位：在手心的下部，位置相当于掌根与大小鱼际之间。

震位：在手心的位置相当于拇指、食指掌缘及拇指根部的位置。

兑位：与震位相对，在手心的位置相当于小拇指与掌根中部。

艮位：在坎位与震位中间，在手心的位置相当于大鱼际中部。

巽位：在离位与震位之间，在手心的位置相当于食指根下部。

坤位：在离位与兑位之间，在手心的位置相当于小拇指下部。

乾位：在兑与坎之间，在手心的位置相当于小鱼际下部。

明堂：在手心正中。

需要注意的是，不论男女，不论左右手，不论手掌或手背，均以大拇指一侧的方向为左、为东，也叫桡侧；以小指一侧的方向为右、为西，也叫尺侧。

附录2

一学就会的面诊疗法

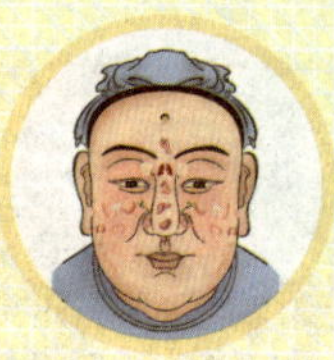

不可不知的面诊法

在面诊时，要选择在白天自然光线比较充足的室内进行，尽量放松面部表情，保持情绪稳定，避免外界干扰，同时将平时的面部情况作为参考。

还要注意以下两个诊断要点：一是采用比较的方法，以常测变，去辨别各种异常征象；二是要重视局部与整体的关系。总之，面诊时必须注重局部与整体、内与外的统一性。

望面色

自然界的颜色丰富多彩，古人执简驭繁，把面色分为青、赤、黄、黑、白五种。五色的变化以面部最为突出，而且面部又与脏腑经络相应，可以反映其内部相应脏腑经络的生理和病理变化。五色诊法是运用阴阳五行学说，根据五脏配五行、五色的理论，通过临床实践总结出来的。

面部色诊不仅对慢性病有诊断价值，而且对危重病也有诊断意义。如心衰病人会面色黧黑；凡心脏病二尖瓣狭窄、闭锁不全者，会出现面色萎黄，双颧微红；肝硬化和肝癌病人的面色甚黑；慢性肾炎、尿毒症病人面色暗黑萎黄。

总之，色深沉、重晦黯，主内病、重病、久病；色浅、光泽明显主外病、轻病、新病；介于枯晦与明润之间者，其病不重；若病色如云之飞，则病将愈；如凝滞一团，则病重而难治。

望五官及舌

根据藏象学说理论，我们来重点了解一下五脏与目、舌、口、鼻、耳的对应关系。

面部官窍的各种异常征象，可以提示人们相应脏腑的病变，如肺开窍于鼻，鼻塞流涕，多为肺气不宣；肾开窍于耳，长期耳鸣，多为肾虚；肝开窍于目，肝胆湿热，可出现脘腹饱胀、食欲不振、身体颜色发黄等，而目睛发黄是其主要症状；也可根据舌象的各种异常变化，来观察脏腑的病变等。

望面容

面部是颅神经支配较集中的部位，面容不仅可以显示出人的喜怒哀乐，还可以反映出人的健康状况。脑部及全身机体的活动状况，大都能从面部颜色和征象中反映出来。

1. 面色微黄而带红润，精神饱满，表情自然，稍有光泽，乃正常人面容。

2. 面色潮红、兴奋不安、鼻翼扇动、口唇疱疹，表情痛苦，呼吸和脉搏增快，乃提示急性病，如大叶肺炎、痢疾、小儿急性化脓性扁桃体炎等急性传染病。

3. 面部浮肿，眼睑水肿苍白，眼裂小，额部有指压下凹现象，尤其是清晨较重，此乃肾病的症状。

五色、五脏及主病之间的对应关系

五色	对应五脏	五色主病
赤	为心色	主热
青	为肝色	主寒，主痛，主气滞，主肝风和血瘀
白	为肺色	主虚，主寒
黄	为脾色	主脾虚，主湿
黑	为肾色	主痛，主血瘀，主劳伤

望色十法知健康

面部色泽的各种异常变化，可以反映出人体内部的各种病理表现。古代医家历经多年，根据大量临床经验总结了青、赤、黄、白、黑五色，不仅与身体相应的内脏变化有关系，而且反映了一些病邪的性质，而色泽的具体变化则反映机体精气盛衰的情况。

望其浮沉，以辨病位之表里

浮，是指显露于皮肤之间且较易看出的面色，浮色一般出现在疾病的初起之时，说明人体发生的病变属于表证，即病变发生于人体的表面。

沉，是指隐约存在于皮肤之下，沉色一般说明人体发生的病变属于里证，即病变一般发生在体内。如果脸色初浮而后沉，就说明病已经从表入里，由浅入深，病邪已侵入身体内部；如果脸色由沉而转浮，则说明病情向好的方面转化。

察其清浊，以辨病性之阴阳

清，是指人体面部的皮肤颜色明亮而清润，清色一般说明人体发生的病变属于阳证。

浊，是指人体面部的皮肤颜色晦暗而混浊，浊色一般说明人体发生的病变属于阴证。

如果面色从明亮而清润变得晦暗而浑浊，就说明阳证已转化为阴证；如果面色从晦暗而浑浊变得明亮而清润，则说明阴证已转化为阳证。

观微甚，以辨邪正之虚实

微，是指人体面部的皮肤颜色浅淡，微色一般说明人体正虚或邪轻。

甚，是指人体面部的皮肤颜色较深、较浓，甚色一般说明人体邪气盛或病势重，属邪实。如果面色由浅变深、由淡变浓，就说明病由虚证已转化为实证；如果面色由深变浅、由浓变淡，则说明病由实证已转化为虚证。

视散抟，以辨病程之长短

散，是指人体面部的皮肤颜色疏离散开，如淡云初撤。散色一般说明病程较为短暂，是邪气尚未积聚的表现，就是说患病的时间比较短，且病情逐渐缓解。

抟，是指人体面部的皮肤颜色壅滞、团聚。抟色一般说明病程较为持久，病情深重。如果面色从疏离变成壅滞，就说明体内的邪气正在逐渐聚集，病情将延续一段时间；如果面色从团聚变成散开，就说明体内的邪气正在逐渐消散，病情将缓解。

辨泽夭，以主预后之吉凶

泽，指人体面部的皮肤颜色明润而有光彩，泽色一般提示虽病而气血未衰，病有生机之意，主吉象。

夭，是指人体面部的皮肤颜色枯槁、暗淡，夭色一般提示人体气血枯竭，精气严重受损，主凶象。如果面色从泽润变得枯槁，就说明体内的精气逐渐衰弱，病情趋于严重，并有恶化之意；如果面色从枯槁变得泽润，就说明体内的正气正在逐渐恢复。

总之，“望色十法”可以从整体上辨明疾病的表里、阴阳、虚实、久近、吉凶等情况，可以教会你通过面部的色泽看健康状况。望色时，应将望色十法、五色主病、五色善恶、面部分候脏腑等各种望面部色诊的方法相参运用，即以所需要观察的人的整体面色（或肤色）为主，并以面色的荣润含蓄或晦暗枯槁作为判断病情轻重和估计预后的主要依据。

面部颜色及色泽不仅会因疾病而发生异常改变，还可因气候、光线、昼夜、情绪、饮食等非疾病性因素的影响而发生变化。因此，望色诊病时要注意排除上述因素的干扰，以免误诊。

图书在版编目(CIP)数据

一学就会 从掌纹看健康/杜琳编著.—太原：山西科学技术出版社，2015.5（2025.2重印）

(国医养生堂)

ISBN 978-7-5377-5089-9

Ⅰ.①一… Ⅱ.①杜… Ⅲ.①掌纹－望诊（中医） Ⅳ.①R24

中国版本图书馆CIP数据核字（2015）第071110号

国医养生堂 一学就会 从掌纹看健康

出 版 人：阎文凯　　**文图编辑：**冷寒风
编　　著：杜　琳　　**装帧设计：**阮剑锋
责任编辑：郝志岗　　**美术编辑：**吴金周

出版发行：山西出版传媒集团·山西科学技术出版社
地址：太原市建设南路21号　邮编：030012
编辑部电话：0351-4922072
发行电话：0351-4922121
经　　销：各地新华书店
印　　刷：文畅阁印刷有限公司

开　　本：889毫米×1194毫米　1/32
印　　张：3
字　　数：80千字
版　　次：2015年5月第1版
印　　次：2025年2月第2次印刷
书　　号：ISBN 978-7-5377-5089-9
定　　价：12.00元